中观
读懂中医的智慧
思维

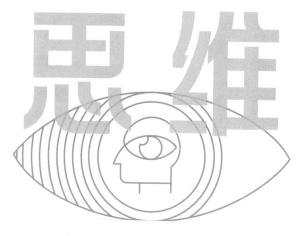

U0314658

刘刚——著

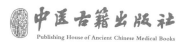

中医古籍出版社
Publishing House of Ancient Chinese Medical Books

图书在版编目（CIP）数据

中观思维：读懂中医的智慧/刘刚著.—北京：
中医古籍出版社，2022.9
ISBN 978-7-5152-2529-6

Ⅰ.①中… Ⅱ.①刘… Ⅲ.①中医学—研究 Ⅳ.
①R2

中国版本图书馆 CIP 数据核字（2022）第 125654 号

中观思维：读懂中医的智慧

刘 刚 著

策划编辑	杜杰慧 王继飞	
责任编辑	张雅娣	
书籍装帧	徐传旺	
插图绘制	徐 铭	
出版发行	中医古籍出版社	
社　址	北京市东城区东直门内南小街 16 号（100700）	
电　话	010-64089446（总编室）010-64002949（发行部）	
网　址	www.zhongyiguji.com.cn	
印　刷	廊坊市鸿煊印刷有限公司	
开　本	710mm×1000mm　1/16	
印　张	13.25	
字　数	160 千字	
版　次	2022 年 9 月第 1 版　2022 年 9 月第 1 次印刷	
书　号	ISBN 978-7-5152-2529-6	
定　价	49.00 元	

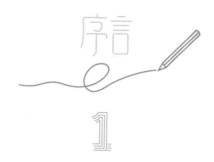

健康与长寿是人类永恒的追求，也是人类永恒的话题。

已经两年了，新冠疫情仍然在全球蔓延，新冠病毒继续在全球肆虐。我们人类对健康的追求，从来没有像今天这样的迫切，人人都高度关心着自己的健康。那么，怎样才能获得健康，乃至长寿？这是一个人人关心但又不是几句话就能够回答清楚的问题。因为它涉及太多方面，既牵扯到文化、民族、宗教、世界观、认识论与方法论等问题，更关系到医学、科学和生活习惯等各方面的知识。

宇宙浩瀚，斗转星移。月亮、地球、太阳系、银河系……天空无边无际；昨天、今天、明天……时间无终无限。在宏观世界中，无数星球运行在各自的轨道上，它们之间存在着各种各样的相互作用，但真正被今天人类知道的却还不多。围绕着太阳不停转动的太阳系诸星，初看，它们各自的运动似乎互不相关；但细看，它们恰遵守着共同的永恒规律。古代中华祖先发现了这一点，并称之为道。我们赖以生存的地球，因受到来自日月星辰的各种各样的作用，其表面产生了一年四季、二十四节气等规律性的气候环境变化。太阳系多星间的相对空间位置决定了地球上的气候条件；多星间的相对空间位置的移动决定了地球上气候条件的变化。天、地对人的作用和影响是客观的存在，无法回避。因此，中华祖先从一开始就认为，观察与研究生命人体必须要用"天人合一"的整体观来观察，没有选择的余地，否则就会出错。

只要细微观察一下我们的周围就会发现,世上不管是无生命的事物还是有生命的事物,它们时时刻刻都受到天地即自然环境和社会环境的的作用,无一例外。无生命事物在通常条件即常温常压下,因为它们的结构基本保持不变,所以其功能状态也基本保持不变。现代科学研究者为追求实验研究结果的"可重复"性,在排除了一切干扰的理想条件下的实验室里进行着各种各样的实验研究,其结果基本上可信可用。但这种实验方法对于生命人体的研究来说却不适用,因为人体的功能状态在外界的作用下时刻都处在变化之中,连人自己的情感变化都会引起健康功能状态的变化。所以对生命人体的研究就必须要全面考虑自然和社会环境的干扰与作用,这就是生命体与非生命体的本质不同,也是今天中医学与西医学的重大区别之所在。而这么显而易见的不同与区别,恰恰被今天的大多数人所忽视了。也正因为此,今天人们在健康问题的认知上,出现了许多本不该出现的模糊不清的问题。比如,现在电视上中医、西医各式养生节目琳琅满目,西医有西医的说法,中医有中医的讲头,让老百姓不知听谁的好。老话说,自古正道只一条,但为什么偏偏在健康问题上会出现今天种种令人费解的局面呢?

我刚看到学习西医出身从事养生工作几十年并兼具发明素质的刘刚先生所著的《中观思维——读懂中医的智慧》一书时,觉得很新鲜。读着读着,发现此书不简单,它基本讲清了中、西医界朋友至今尚未真正讲清楚,而当下广大老百姓又非常困惑的关于健康的几个大问题,分述如下。

一、中华文化中的形而上与形而下

"形而上者谓之道,形而下者谓之器"。其中形而上是指无形的道的层面,即事物永恒不变的规律。形而下是指各自表层的物质层面,即器与术问题。

刘刚认为，中医理论是形而上，强调"天人合一"，注重生命人体在内外环境变化中功能状态的阴平阳秘；而西方医学则是形而下，注重物质与结构，认为细菌与病毒是产生疾病的根源，治病讲究杀菌、灭毒。

这使我想起了在 2004 年的九月份，从事基因治疗研究的中国工程院院士顾健人先生，在主题为"抗原表位组学、抗体组学和抗体组药物"的香山科学会议第 234 次学术研讨会上的讲话，他说："细菌、病毒无时无处不在，在同样条件下生活，为什么有的人生病了，有的人就不生病呢？怎么来回答这个问题？那恐怕就要请教请教中医了。"顾先生的这个问话，包含着两层深刻意思，一层意思是指杀菌灭毒固然是防止传染病的一个重要的手段，但另一层意思是指预防疾病需要我们努力增强自己的抵抗力，即我们中国人常讲的"正气存内"。正气盛了，抵抗力强大了，那细菌、病毒就起不了作用，也就不会轻易地生病了。这也就是我们中华老话所说的，战争中的最高境界乃是"不战而屈人之兵"。

中、西医学是东西方两个不同文化体系产生的不同知识体系的医学。自然，中医学是中华古代农耕社会整体系统观思维模式的产物，而西医学是近代还原论现代科学微观思维模式的产物。于是刘刚先生提出了"中观思维"的概念，试图在中、西医学宏观与微观两个不同思维模式之间架设桥梁，帮助大家理解今天面临的关于健康的诸多难题。这个基于"形而本"的"中观思维"，很有新意与创意。

二、中医科学吗？

刘刚在本书第十章中提问："那中医科学吗？中医肯定不愿意说自己不科学。因为现代中国，'科学'已经是'正确'的代名词了。"

"中医科学吗？"这个问题问得好，这不仅是中医当下面临的尖锐质疑，也是困扰当代中医界和中国老百姓上百年的老问题了。其实，医学就是医学，医学从来就不等于科学，医学知识的范畴远比科学的范畴大，而且大很多。你若拿现代科学的标准来套医学，对西医学来说是自讨苦吃，不得要领；对中医学来讲那更是驴唇不对马嘴。因为现代科学是简单性科学，对无生命事物的处理虽然非常成功，但对具有复杂性科学特点的生命体问题的处理就显得捉襟见肘了。即使是复杂性科学，对于中医学来说，也不是能对号入座的，因为他们之间还有相当的距离。其次，什么是科学？人类为追求真理、把握客观规律而进行的智力活动及其形成的知识体系被统称为科学。我们应该知道科学从来不是人类的独生子，它有俩兄弟！就是科学本身包含的整体系统论科学与还原论科学，或叫作复杂性科学与简单性科学（即现代科学 Science）。它们犹如鸟之两翼，车之两轮，古今中外皆如此。它们兄弟俩各有优势，也各有不足。只是在近代，还原论科学（国人俗称的"科学"）的强势，掩盖了科学全貌的本质而已。但不管是还原论科学还是整体论科学，都是人类探索大自然获得的重要成果，应优势互补。

还原论的现代科学，也称简单性科学，发源于西方文化；整体系统论科学，或叫复杂性科学，发源于东方文化。

中华祖先在文字出现之前，根据"立杆测影"与中华古天文历法研究得到"阴阳五行""天干地支""五运六气"等等天地永恒不变的规律（西方文化中没有）。并把这些规律作为理论基础，以"天人合一"的整体观思维模式（西方用的是还原分析方法）来观察天地之间的生命人体（西医主要是尸体解剖），用"天人相应"（仅生命体才拥有，西医学中没有的）的理念评价因时、因地、因人三因制宜（西医学中没有的）的具体人体的功能状态。也就是按照中医经典著作《黄帝内经》所规定的法则进行辨证论治，来判别具体某人在某时某地的健康状况（西医学采用理化共性指标），再按照"寒者热之、热者寒之""虚者补之、实者泻之"的治疗基本法则进行调理性外在干预（西医是用化学元素杀菌、灭毒，或手术切割等方法），充分调动发挥人体自身拥有的自组织能力（自适应、自抗逆、自修复的能力），以达到人体正气存内，即人体阴阳平衡的最佳功能状态（西医看重共性的指标平均值）。这就是中医学的本质内涵，或称之为科学内涵。

我们中华传统文化是一个伟大的宝库，其宝藏就是关于客观世界一切领域的整体规律性的认知，如关于生命健康的不朽经典著作《黄帝内经》，就是这样的宝藏。

西医学是以还原论现代科学为基础发展起来的医学，以现代科学的眼光来看西医，自家的孩子当然怎么看都好。但中医学是以整体系统论科学为支撑发展的医学，拿现代科学的尺子来量度中医学，当然量哪里，哪里不对，结论只能是"不科学"！但假若用复杂性科学的眼光来看中医学，那中医学的科学性就一目了然。这里有两把不同的钥匙能开两把不同的锁，两把不同的尺子能量度不同的对象的问题。关键是不能拿错了钥匙，或拿错了尺子啊。犹如用基督教牧师的标准来考量佛教大师，那结果一定是一无是处；反之亦然。

我们应该清楚，世界上最复杂的生命问题，就得用复杂性科学来处理，方能见成效，上正道。现代科学只是科学知识海洋的一部分，因此切不可将还原论科学神圣化、永恒化、真理化！

三、健康的标准

假如我们对上文所讲的整体论科学与还原论科学的问题已经理解清楚了，那么有关健康标准的问题也变得容易了。我们中国人几千年从来都是认为，吃得香睡得着，无痛无疾，心情舒畅，干活有劲头，即所有功能正常，这就是健康，这就是我们中华民族几千年来一直所尊奉的人体健康观。

中医学自身有整体论特殊的思维模式，就是把生命之人放在天地之间与社会之中真实客观地来观察。同时还必须十分注重因时、因地、因人，因地制宜地考察人体的功能状态。人是世上最个性化的生命体，不同的个人差异会很大，不同时间与不同地点即外界条件的不同都会影响人体的整体功能状态。这是生命人体与非生命体最本质的区别，也是真正把握生命人体规律的关键。中医是采用望闻问切方法，即靠医生自己的感知手段，从不同的角度尽可能全面地收集人体的整体信息，以判断该人体整体健康状态的程度。中医强调"治未病"，重视养生保健和疾病预防，也就是中医强调将身体控制保持在动态的健康状态，将疾病出现在萌芽状态时就将其解决，避免大病、重病的发生。中医讲究个人管好自己日常的吃喝拉撒睡，讲究精神道德的修养，倡导人体的内外功的锻炼，讲究动静结合的运动练习。中医历来讲究医德，为最广大人民群众的健康服务为天职。这就是中医学的自身发展规律。

今天，我们中国有中医学（包括其他少数民族医学），也有西医学，中西医学并重，这是我国当前的优势。中、西医学发展的唯一追求是提高临床疗效，为广大人民的健康服务。中、西医学的目的都是为了人类健康，因此宜优势互补。

大家知道，西医学治病，讲究杀菌、灭毒，是一种消灭敌人式的对抗性的治疗疾病的医学。而中医学是一门讲究健康的医学，用"天人合一"与"人是不可拆分的功能整体"两个整体观看待生命之人，是"以人为本"的医学。提倡养成顺应天时的起居习惯；讲究药食同源，饮食清淡；倡导心灵上要"恬淡虚无"，从而得到"病安从来"的实际功效。中医重视未病先防的"治未病"理念，使人"正气存内，邪不可干"，充分发挥人体自身固有的抗病潜力（即系统的自组织能力）而达到健康目标,治病调理讲究应时、应地、应人三因制宜,以达到平衡状态。

那么,当下人们是怎样认识健康的呢?

西医说,体检各项理化测量指标值在正常范围就是健康。

搞体育运动的人说,形体健硕肌肉发达,在竞赛中能拿奖牌的人就是最健康的人。

中医说,"正气存内,邪不可干""精神内守、病从安来",精气神好的就是健康之人。

复杂系统论者认为,系统的自主组织能力强,该系统的活力就强,对人体来说自身的调节能力强就是健康。

凡此种种,众说不一。看来要回答好这个问题,还真是不简单,不容易啊。但简单归纳一下,不外乎是两类说法:一类是持还原论科学观点的西方文化的说法,如上述前面两种说法;另一类则是整体系统论的东方文化的看法,如上述后面两种说法。因为认识论的不同,所以对健康内涵的认知不同,结论也就不同。

但天下的真理只有一条,究竟哪种说法更合理,更贴近真理呢?

几乎人人都知道,外界的影响是常态化连续不断地作用于我们生命人体的,个人的身体能否长久地保持健康平衡状态而不突破底线,这要取决于自身适应外界变化的整体调节能力的强弱。换句话说,健康的本质应该是指在外界变化的环境中人体自身整体调节能力的强大,亦即自适应能力与自抗逆能力的强大。显然,人体自身的整体调节能力强弱或身体功能态势好坏是健康问题的核心,是健康问题的根本所在。生活在自然、社会环境中的人们,其健康功能状态是随不断变化的环境而持续变化的,而人体的自身整体调节能力的强弱是健康的判别标准。那么,人体的自身整体调节能力拿什么来表征? 现在西医体检的各种直接的检测值, 能否用来描述常态化的人体自身整体调节能力 (强弱) 呢? 或者说能否用来表征人体的健康呢? 这是今天大多数人们所困惑的问题。

但只要细细客观分析即可看到, 今天西医学的各种临床直接检测值结果: (1) 是在排除了外界干扰的特定条件下的瞬时检测, 所以检测结果不能反映常态调节能力; (2) 它不记录检测时点, 自然也不能反映 24 小时人体生理周期长时程变化特点; (3) X 光片、CT 等仅反映机体结构形态变化状况; (4) 体检中不管是血液值、尿液值, 还是心率、血压、血糖值等等反映的都是人体局部系统问题, 而不是人体整体系统功能状态。虽然其检测结果可重复, 能满足 "科学测量" 的要求, 但都不能真正反映人体整体的自我调节能力, 也就是不能真正表现人体的整体健康态势。

若中医哪一天能够拿出人体自我整体调节能力或整体健康态势的客观测量的表征量, 那么中医就实现了对健康的科学诊断, 其实这也是新时代中医 "治未病" 现代化的重要任务之一。

四、中观养生

2011 年 10 月 16 日, 中科院院士原国家卫生部长陈竺先生在主题为 "慢性病防治科学问题" 的香山科学会议第 410 次学术研讨会上发表致辞, 提及世界卫生组织负责人在全球卫生部长会议总结中的讲话 "世界工业文明三百年, 人类在获得大量的物质与财富的同时, 全球的生态与环境遭到了严重的破坏, 因此当前全球慢性病高发。" 陈竺接着说, 今天我们中国的健康状况更为严峻, 慢性病呈井喷态势。

当前, 世界各国都在探索健康之路。大家都已看到, 世界强国美国的医改努力，随着奥巴马总统的卸任而失败。为什么财富领先、科学领先、技术领先和现代医学领先的世界强国美国，在慢性病面前显得力不从心，特别是对癌症久攻不克、束手无策？

那么，今天我们14亿同胞的健康保障之路又在何方？如何保障国民健康、建设好我们中国的国家健康医疗保障体系？这是摆在我们面前的一大难题，也是一项极为紧迫的重大历史性任务。现实告诉我们，只有转变健康观念、创新医学模式，方能破解难题。健康中国的建设需要医学以疾病为中心向以健康为中心的快速转化，方能尽快走上中国特色的健康之路。

随着世界疫情的发展，世界格局正在发生深刻改变！2020年春，中国武汉的疫情三个月基本解决。再看世界各国的情况，真还不敢说何时能够搞定。什么原因？先撇开国家体制问题不说，中国疫情的有效控制和死亡率低主要是依靠中医药，这是不争的事实，不用讨论。医学优劣的唯一标准是临床疗效，这是常识，也无须讨论。中医学属于整体系统论认知体系的医学，而西医学是属于还原论知识体系的医学，中、西医学各有不同的思维模式和不同的认知方式。西医看病，西药讲究消毒、灭菌；中医看人，以调理病人到最佳功能状态为目标。中、西医学在诊疗的所有方面、环节都没有直接的可比性，唯一可比的是它们的终极疗效。

生命体与非生命物体有着本质的区别。现代科学方法在非生命领域的研究十分成功，但是在生命领域特别对生命人体的研究就困难重重，因为生命人体不是一个简单系统，恰恰是一个开放的复杂系统，所以今天的西医学在整体性的功能性慢性病问题上就显得力不从心，困难重重。这就是还原论科学的缺陷与不足所导致的结果，但今天多数科学家们至今尚未看清自己的问题之所在。

现代科学与技术，在非生命领域，可以说无所不能、战无不胜。但进入生命领域，特别是在人类自身的生命、健康、医学领域，就举步维艰。为什么？如上所述：

原因之一，拿在排除了外界干扰的理想条件下对非生命物体进行研究的有效方法，来对最为复杂的生命人体进行实验分析，背离了客观实际，远离了真实世界，违背了"天人合一"的根本法则。

原因之二，生命人体是一个有机的功能整体，不可以拆分或局部隔离。把人体像机械一样进行拆分式研究或进行层层隔离的分析研究，都是在生命人体研究的源头上就犯了机械论的原则错误。

今天的事实已经清楚表明，对待生命与健康，必须把握两个整体观：一是"天人合一"的整体观；二是人体是一个有机的功能整体，不可像机器一样来拆分研究！而中医学恰恰是天生拥有和遵循了这两个整体观的医学，因此中医学在养生、保健和"治未病"等方面就优势凸显。所以，要走好健康之路，仅靠还原论科学知识，那就走不上正道，最后也走不通！

刘刚在书中说，中华文化在健康问题上是重在养生，或者叫"治未病"。治未病理念是中华文化所独有的，是中医文化的骄傲。西方医学推崇的所谓"亚健康"实际上是已进入病态了，因为当你在西医院的体检指标有异常，就说明需要治疗了，治疗依靠什么，靠化学药物，凡化学药物都有副作用，只是或多或少而已。这是刘刚自己几十年的工作实践经验的总结，对广大同胞来说，是十分宝贵的健康忠言。

五、人体使用说明书

正如前面所讲，要回答好今天关于我们人体健康的种种问题，很不容易。因为你必须真正懂得中华文化与中医文化的共同基础理论"阴阳五行"概念的本质，同时必须要清楚科学之两翼——整体系统论复杂性科学与还原论简单性科学的区别，还必须要明白生命体与非生命体的本质不同，才能理解为什么中医学与西医学是属于两个不同知识体系的两种完全不同的医学，方能说得清楚关于健康的种种问题。是的，当东西方文化的问题，科学本身的问题，医学的问题等多类问题交织在一起时，问题显得相当复杂，而且涉及领域十分宽广。但是，刘刚用他自己几十年的实际工作经验积累与不断地深入思考，抓住了健康问题的实质，基本上解释清楚了时下大家十分关心的这些关于健康的问题、难题，见解独到，应该说难得。

刘刚先生依据他自己几十年从事的养生健康服务工作的经验梳理与总结，在本书的最后提出了"人体使用说明书"。这一说明书实际上是一篇个人养生保健的具体指导意见书，其中针对男女老少不同人群的不同特点，谈得具体而细致，极易理解、记住和实际操作。这是作者刘刚献给广大读者的一份健康大礼。

2022 年 1 月于北京

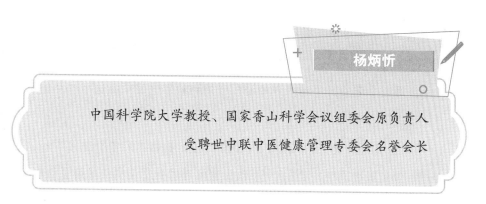

杨炳忻

中国科学院大学教授、国家香山科学会议组委会原负责人

受聘世中联中医健康管理专委会名誉会长

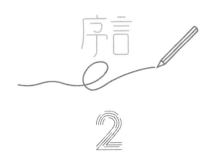

刘刚同志是我的老同事，也是相识相知多年的老朋友，老大哥，从讲台走向临床，又从临床走向讲堂，青丝变为白发，而我也真正见识到了一位儒雅的医者，从自身体验中去观察和把握生命，然后再把自己眼中和心中感悟，讲给这个世界听的学者的转变。

虽然作者自谦不可比大家所熟知的龙树菩萨直指人心的中观理论，但是从站在西学看国学，站在西医看中医的角度，保有中观的视角，进行全面的分析，何尝不是一个全新的在生命、医学和哲学领域中给西学杜渐的迷失者们直指人心的新的认识观呢？！

一直以来，人们认为的紧跟时代步伐走在时代前沿的是西方医学指导下的新医学模式，这才是当下最科学的理念。我则认为终有一天会有那么一个人，有着深刻中华情怀的中西方文化融会贯通、中西医知识都有涉猎的大学者会到来，他会用最睿智的又平铺直叙的语气慢慢讲给你他眼中的这个中观世界。这一天终于来到了。

一口气读完刘刚先生的论著，只感觉把我多年想讲又讲不出的话一股脑说了出来，句句正中下怀，酣畅淋漓。他让我们可以持着没有任何偏见的眼光，很平静的去分析和观察书中的论点，引发人们内心深处的灵魂拷问。他教给我们的更是一个方法论，从而冷静的将中西方文化差异中看到的中西医不同提出，给迷失的人们指一条中观大道。

当然，中观理论的建立离不开中正平和的世界观建立，中和的世界观和中观的理论离不开中医古文明古文化的影响，华夏子女皆与此息息相关。我们的习主席也对中医思想理论作出过重要指示："中医药学包含着中华民族几千年的健康养生理念及其实践经验，是中华文明的一个瑰宝，凝聚着中国人民和中华民族的博大智慧。新中国成立以来，我国中医药事业取得显著成就，为增进人民健康作出了重要贡献。"另外，习主席还强调："要遵循中医药发展规律，传承精华，守正创新""推动中医药走向世界，充分发挥中医药防病治病的独特优势和作用，为建设健康中国、实现中华民族伟大复兴的中国梦贡献力量"。这与我们的中观理论不谋而合，冥冥中也与中医的阴阳平衡，祛邪扶正理论遥相呼应。总之，殊途同归吧。

感谢我的朋友和病友们的大力支持。让我们一起为探讨生命的奥秘开启智慧之眼。

侯倩主任医师简介

侯倩，长期从事创伤修复与组织再生的植物药研究，擅长中医外科、皮肤科、肿瘤的诊治及机制研究，先后担任中国研究型医院学会创伤与修复委员会委员、中华中医药学会北京中医外科委员会委员、中国生命关怀协会修复与再生医学专业委员会秘书长。主持完成了国家及省部级课题4项，骨干参与国家课题十余项，以第一发明人申请国家发明专利7项，发表SCI论文数十篇。

此"中观"不是龙树菩萨佛学的中观论，也不是中观经济学、中观社会学，虽然有点接近，但又不一样。

彼中观是在各自体系内的中间视角，看各自体系内的世界。

此中观是形而上的宏观视角体系与形而下的微观视角体系之间的第三视角体系，即形而本的中观。

自从我们来到这个世界，就遇到对这个世界的认知问题。从古到今人类都在不断地探索这个世界，但是越探索越感到这个世界的复杂。

为什么认知越多、未知越多呢？因为任何方法观察世界都会受视角制约。一是任何一个视角都不能观察到整个世界，只能看到世界的某一局部。二是任何一个视角观察世界，都会一眼望不到边。因此对事物认知越深入，离起点就越远，视野也就越大，未知也就越多，永无止境。

视野受视角、知识和智慧的共同制约，是我们的"目"之所及。视角决定视野，视界是视野的边界。所以，任何视角都有局限性，进而限制了视界的广度。其实，我们观察世界有两个盲区：

第一个是视野盲区：在我们的视野之内，只是暂时被认知条件所限。比如黑洞的那一边是什么？宇宙之外是什么？这个盲区是我们可预知的，只要我们努力总有一天会目之所及。

第二个是视界盲区：受限于我们的视角，使我们根本想不到视界之外还有"世界"。

研究中观的目的还是为了多一个视角认知世界，尤其是我们人类自己。很早人类就在困惑：我是谁，我从哪里来，我会到哪里去？

但是受文明的视角桎梏，人类对自己的研究产生了两大认知体系，即中华的宏观体系、西方的微观体系。

比如中、西医的视界就完全不同。所以，中、西医在各自的体系内发展，完全不知道"病"还会有完全超乎他们想象的治疗方法。

其实，不同的团体、民族、文明都有自己的视角。导致我们对同样的事物或问题，会有不同的认知，这种认知差异甚至会引起剧烈的矛盾和战争。

形而上也好、形而下也罢，他们观察的都是我们真实的世界，都经历了几千年的发展。谁对谁错呢？应该都对。但是为什么两种认知模式没有交集呢？不识庐山真面目，只缘身在此山中。所以，我们应该跳出他们的视角，才能发现他们的视角盲区，以便我们更全面地认知世界。

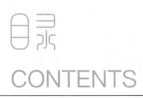

CONTENTS

中观思维:读懂中医的智慧

中观思维:读懂中医的智慧

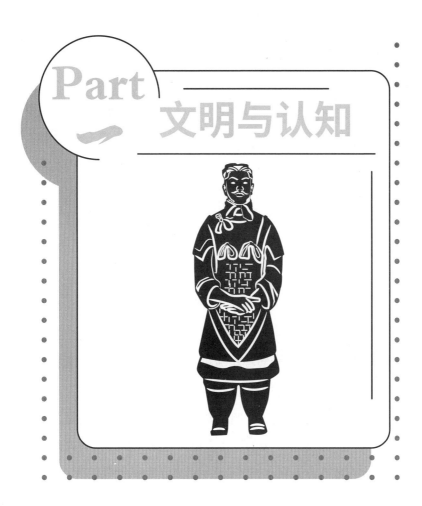

Part

一

文明与认知

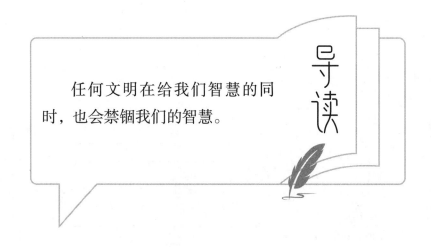

任何文明在给我们智慧的同时，也会禁锢我们的智慧。

导读

（一）文明的局限性

1993 年塞廖尔·亨廷顿教授在美国《外交事务》杂志夏季刊上发表了题为《文明冲突》一文，首次提出了"文明冲突"的理论。

所写的内容本文不再赘述，题目说得很清楚：一是文明是多样性的；二是文明之间不可避免是冲突性的。作者显然是站在西方文明视角下的所见所思，我相信大多数西方人和我们被彻底西化的人也认同他的观点。

确实，西方的历史就是一部文明对抗的历史。犹太教与基督教、伊斯兰教之间的战争延续至今，纳粹法西斯那种容不得世界其他民族生存的极端主义，西方资本主义与西方共产主义的剧烈对抗，美帝国主义为首的西方世界容不得世界其他各民族平等发展，处处制造矛盾、战争的行为。

因为他们认为冲突不可避免，所以就要先下手为强。美国和西方在世界各地非西方文明区，包括中国、俄罗斯等地不断地挑起矛盾制造冲突，就是源于这种观点，因为他们怕我们发展起来会灭了他们。

但是，这种观点我们中国大多数人是不会认同的。西方人根本不了解中华文化那种包容性，就算我们真的发展起来也不会灭了他们，我们历来主张求同存异，和而不同，除非我们的文化被西方彻底西化。

习近平主席在联合国教科文组织总部的演讲时说：当今世界，人类生活在不同文化、种族、肤色、宗教和不同社会制度所组成的世界里，各国人民形成了你中有我、我中有你的命运共同体。

中国人早就懂得了"和而不同"的道理。生活在 2500 年前的中国史学家左丘明在《左传》中记录了齐国上大夫晏子关于"和"的一段话："和如羹焉，水、火、醯、醢、盐、梅，以烹鱼肉。""声亦如味，一气，二体，三类，四物，五声，六律，七音，八风，九歌，以相成也。""若以水济水，谁能食之？若琴瑟之专壹，谁能听之？"

世界上有 200 多个国家和地区，2500 多个民族和多种宗教。如果只有一种生活方式，只有一种语言，只有一种音乐，只有一种服饰，那是不可想象的。

习主席把我们的民族心声向西方说得清清楚楚。我们的经济发展也不是向其他民族掠夺式的，在我们刚刚改善了一点经济状况的时候，就提出了一带一路，让其他民族与我们共享经济红利。

那么我们的善意西方人能看明白吗？不会明白。而且我们越这样做他们越害怕，认为我们是别有用心。

为什么会有这么大的认知反差呢？是文明差异吗？是的！因为西方认为二元对立，我们是阴阳统一。

那是什么导致文明差异呢？是地理隔绝、生产方式、生活方式，进而导致思维模式的不同。谁对谁错呢？肯定是公说公有理，婆说婆有理。

文明是人类智慧的结晶，给了我们认知世界的方法，使我们在探索世界时少走弯路。

但是，任何文明都有地域性，有地域性就有局限性，进而局限我们的认知。

局限的认知源于局限的视角，局限的视角局限了视界，局限的视界限制了我们对视界之外的认知，进而使我们对共同的大世界产生了不同的认知。

所以，任何文明体系在给我们开启了一个智慧的大门的同时，也会给我们的思想设立了一个桎梏，禁锢我们的智慧。

到底哪种文明形式更好呢？如果我们站在各自的文明管道中窥视其他文明体系，就很难发现其他文明的智慧。

说不上哪种思维模式更好，因为，他们观察事物的视角不同，结果也不同。横看成岭侧成峰，远近高低各不同，所以，没有可比性。就像瞎子摸象，每一个局部都是对的、不全面的。

这个世界上有很多认知世界的方法！不同的学科、宗教及文明体系，会有不同的认知。如果我们站在各自的方法论里探知世界，很容易证明自己的正确和别人的错误。但是，其他方法论也一样可以证明他自己的正确和我们的错误。

没有人会做自己认为错的事。如果任何一方固执己见，强迫别人改变思想，就会产生剧烈的对抗，甚至战争。

所以，我们必须搞清楚认知方法的起因及优缺点。

目前，这个世界最主要的认知方法就是东西方认知方法。

我们在日常生活中也经常会发现东、西方对同一事件的处理正好相反。

我在北京晚报看过一个美国人写的一篇文章，很能反映东西方人行为特点。

他说他在中国工作时，办公室飞进来了一只鸟，结果吓得乱飞。这个美国人想帮助这个鸟，赶紧朝窗口轰这个鸟，结果越轰，这个鸟就越紧张，撞得晕头转向。可是他的中国同事没有一个人起来帮忙，并笑着看着他。他非常生气的指责他们，这时，一个中国同事对他说：你越轰，它越乱飞。他把所有的窗户都打开，让他坐在椅子上别动，不一会冷静下来的鸟就自己飞出去了。

纵观现今世界，喜欢干涉的西方人，总是"好心"办坏事，手伸到哪里，就乱到哪里，与他们形而下的思维习惯有关。

以美国主导的西方各国，针对动乱地区的"维和"行动，多采取干涉式的措施。喜欢对症治疗，很少对因治疗，常用的方法无非阻隔、压制、替代、杀灭、铲除。这种方法可以制止动乱，但是治标不治本。如果不解决民族冲突的根源，这种冲突就会持续下去。

西方式的行为强于阻止冲突，弱于解决冲突，往往又引起更多的冲突。所以，经过西方干预的地区，非常容易急性转慢性，间或急性发作。

非常像西医疗法：阻断、疏通、切除、移植、搭桥、支架、替代、刺激、抑制、激活、杀灭、中和等。

而中医疗法多是辅助性的：扶正、祛邪、调理、补气、清火。"扶"，多么温柔的动作。

西医在治疗重症、急症时，非常适用，因为这时容不得你考虑病因和副作用的问题。

就像有人正在被伤害，马上就要出人命了，容不得你考虑为什么，而是应该迅速制止。

比如血压、血糖、血脂、体温过高或过低时，疼痛难忍时，组织恶变时，你必须迅速处理，否则就晚了。

但是，如果在控制了症状后，不去祛除病因，而是满足于症状被控制，那就大错特错了。

简单粗暴的干涉，自然在解决疾病的外因和表面因素方面，比较有效果。但是在面对复杂因素、可变因素或隐形因素时，就显得力不从心了。

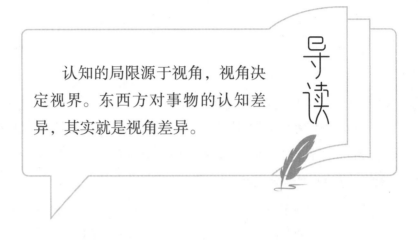

认知的局限源于视角,视角决定视界。东西方对事物的认知差异,其实就是视角差异。

导读

(二)视角与认知

我们传统上是形而上的宏观视角认知世界,西方是形而下的微观视角认知世界。

不同的视角就有不同的视野,不同的视野只能看到各自的"真实存在"。如果我们不知道视角对视野的桎梏,就很难跳出我们的视角去承认别人的"真实存在",这就是东西方对同一事物认知差异的原因。

任何视角都能看到他们所见的"事实"。如果站在他们各自的视角里评判对方的对错,必然偏颇。

视角决定视界,视界决定文明。所以,视角才是文化的根,东西方文明的产生过程,其实就是在各自视角中不断认知视界中"真实存在"的过程。

自从鸦片战争以后,我们形而上的思维习惯受到西方形而下思维的强烈冲击,使我们突然发现还有另外一个视角看世界,进而导致对我们传统思维的强烈不自信。

从晚清开始，很多被西方文明打蒙的名人志士竭尽全力贬低中华文化，推崇西方文化。在这些人的推动下，中国近代已有很多知识精英逐渐转为用形而下的方法认知世界。

并不是说西方的形而下认知方式"不好"，而是我们总在批判中华传统的形而上认知方式"不好"，却从来没有认真思考过中华传统认知方法的"好"和西方认知方式的"不好"。

如果我们不假思索地、彻底放弃了形而上的思维模式，那我们中华文化的根也就彻底断掉了，我们这个包容的民族就会锱铢必较，变得很极端，中国就会四分五裂；人类也会缺少一种认知世界的角度，使我们在认知世界中多走很多弯路。

形而上的思维就那么不堪吗？难道我们五千年文明是"科学"创造的？在我们准备抛弃形而上思维模式以前，我们是不是应该回过头来认真地看一看到底什么是形而上？什么是形而下？

为了我们对世界的认知没有"遗漏"，为了公正，我们必须跳出他们的视角，去审视他们的认知偏差，才能更加全面地了解他们"谁是谁非"，这个问题非常重要！

Part 二

东西方文明的渊源

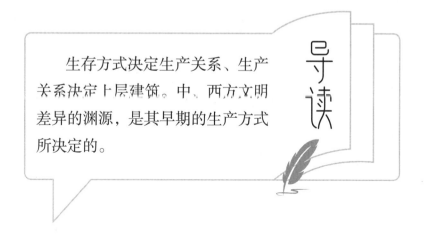

导读

生存方式决定生产关系、生产关系决定上层建筑。中、西方文明差异的渊源，是其早期的生产方式所决定的。

（一）西方文明源于古希腊海盗文明

古希腊人通常就把下海寻求生计的男子称为"海盗"，并把当海盗同从事游牧、农作、捕鱼、狩猎并列为五种基本谋生手段。"海盗"一词在西方并无什么贬义，海盗活动也并未被认为可耻。

"荷马史诗"中对此有十分明确的记载，在《伊利亚特》里，希腊英雄阿喀琉斯毫无愧色，而且是带着自豪感承认自己是海盗。他说："我坐船去毁灭了十二座城，并且在这美好的特洛伊平原上毁灭了十一座城，我从这些城堡得过无数美好的财物。"

就像这次新冠期间，美国有人提出向商船发放私掠许可证一样，他们不觉得可耻。

海盗当然关心可见的、具体的、有直接价值的东西。要获得这些东西，他们只能采取破坏性的方法:分而析之。首先侵入城邦,然后一家一户地由点及面地、系统地搜寻真实可见的东西,最后将所抢来的东西分门别类:归纳、整理、分配。

所以,西方人遇事喜欢将整体事物先行分解,分解到不能再分解为止。找到导致组成这个整体事物所有的最基本的元素,再研究这些基本元素与这个整体事物的关系。

这就是西方形而下思维形成的渊源。

（二）中华文化源于农耕文明

中华民族从一开始面对的就是最复杂的系统问题。

复杂的生命系统维护：庄稼的种植、家畜的饲养，就是生命的维护。

耕农当然关心活着的生命以及无可奈何的天灾人祸。一粒有生命的种子种下去，会不会有收获，影响因素非常多。但其最复杂的因素：种子的结构、基因等，反而不需要我们的先民去考虑。因为，那是天成的。我们只需维护种子的生存状态：开垦、选种、播种、除草、施肥、浇水、防虫、防鸟、防盗、防洪、防火、防旱、防冻。

但这还不能保证你一定能够收获，因为，大自然不可控的因素太多。这时候人显得非常渺小，你既不能揠苗助长，又不能指挥天气。

现代科学也发现：生命体只是地上、天下一个非常复杂巨系统中的子系统，其各系统之间的关系，是相互依存又相互制约的。切割任何一点都会影响这个生命的大系统，甚至是整个巨系统的状态。也就是所谓的蝴蝶效应。

所以，农耕文明的中国古人不喜欢切割，因为生命体一旦被切割就不是生命体了，而是喜欢将各个相关事件综合起来，求同存异，和谐发展。

这就是中华形而上思维产生的渊源。

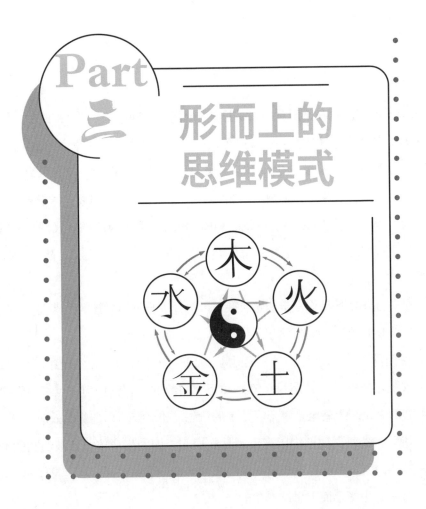

Part 三

形而上的
思维模式

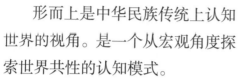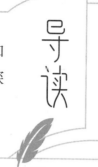

导读

　　形而上是中华民族传统上认知世界的视角。是一个从宏观角度探索世界共性的认知模式。

（一）什么是形而上？

1、形而之上是抽象

　　观物有视角是我们先哲发现的。《易经·系辞》："形而上者谓之道，形而下者谓之器，化而裁之谓之变；推而行之谓之通，举而措之天下之民，谓之事业。"

　　什么是"形"呢？"形"是已形成之既成事实，是人们需要认知的事物。这个事物可以是东西，也可以是问题、规律、道理等。

　　形而上是指从宏观角度认知既成事实（形）之存在道理的认知方式。

　　宏观就是远观，远观就难精准，就必须忽略细节，转而关注事物大概"像"

什么；宏观了视野大，就易"看到"相关事物的"像"和"像"之间的共性，当这些共性规律被我们的先贤们归纳整理后，就成了"象"。《周易·系辞传》说："象也者，像也。""象"是"像"的高度概括。以便我们在认知未知的世界中"以象悟像""有道可循""有理可依"。

具有形而上认知习惯的我们，非常善于通过事物"像"什么而"取"出该事物的"象"，再与未知事物的"象"进行类比，找到他们之间的共象，即所谓的比类取象思维。

比如我们说宰相肚里能撑船，来形容一个人的心胸像大海一样宽广。

比如我们说女人似水柔情，用水柔之象喻女人之柔。

我们也可以通过事物"像什么"，依据"阴阳五行"的取象之道，"取"出这个事物的宏观之"象"，来悟出这个事物的宏观属性，这就是所谓的形而上思维。

那我们的先哲为什么会选择形而上的视角认知世界呢？一是我们的地理环境与生产方式所决定，二是我们这个民族遇到了大智慧的先哲，这绝对是我们这个民族之大幸。

在五千年前，人类刚刚进入早期文明社会，对世界的认知微乎其微。面对复杂的自然界，如果对每一个需要认知的"形"进行深究的话，既不现实也不可能。但不探索也不行，因为我们要生存，要和自然界打交道，也会有生老病死的问题需要解决。

我们的先哲除了发现观物有视角外，还选择了形而上的宏观视角认知世界。认为形而上者谓之道，而且在道可道非常道思想指引下，一直溯源到最宏观的角度，找到了万事万物的共通规律。

面对复杂的未知世界，我们的祖先在几千年前，就会大道至简。一生二，二生三，三生万物，就能抽象出世界万事万物都是对立统一，相生相克的阴阳五行大道理。

再通过阴阳五行规律来理解各个事物存在的道理。遇到具体事物，我们只要抽提出这个事物的阴阳五行的象，就可以大致认知这个事物的道理，而不必事事实验、反复磕碰、科学求证。减少了大量的试错成本和时间，在当时的状况下可以快速有效地理解和适应我们的世界。

我们五千年灿烂文明，都源于这种思维模式的结果。

2、形而上的核心是阴阳五行

阴阳五行是形而上认知模式的核心，我们的先哲们将复杂的世界抽象为阴阳两部分，这个阴阳之间不是纯粹的对立，而是对立统一，相互交织，世界万事万物都具有阴阳的两重性，即阴中有阳，阳中有阴。而且阴阳在一定的条件下是可以相互转化的，盛极而衰、否极泰来。

五行是在阴阳框架下对世界万事万物的进一步的细分。由"木、火、土、金、水"五种物象来表示，这也是一种"比类取象"的方法，用简单的事物规律来解释复杂的世界现象，因为无论阴或阳或阴阳之间都具备着木火土金水五种物象的属性。

五行和阴阳一样，既有各自的属性，又相生相克、运行变化，相互依存不能分离。木有生长、发育之性，火有炎热、向上之性，土有和平、存实之性；金有肃杀、收敛之性，水有寒凉、滋润之性。

五行相生：水生木，木生火，火生土，土生金，金生水；

五行相克：水克火，火克金，金克木，木克土，土克水。

阴阳五行是万事万物的共通规律，是认知世界的巨系统。当我们遇到需要认知的已"形"之既成事实时，首先不是纠结此"形"之本原，而是抽象出这个"形"的阴阳五行归属，就可以知道这个"形"的属性，便于我们在对这个"形"进一步精准认知中少走弯路。

阴阳五行就像一个大袍子，任何人都可以穿上，但是都不合体，都必须根据每个人状况调整一下。

阴阳五行是万事万物的道理，当你用它去理解个别事物时，必须具体问题具体理解。怎么理解？靠"悟性"，悟性好的人理解的好，差的人理解的差。所以，我们骨子里很推崇悟性好的"大师"。

我们可以用五行相生相克来看社会发展周期。

火期："火"有炎热、向上之性。社会之象的"火"代表着整个社会的激进、亢奋、战争、动乱、大疫等。火都由人（木生火）引起，严重自然灾害也会导致人的动乱。比如：一战、二战、苏联十月革命、农民起义或暴动、外敌入侵及反抗外敌入侵等，中国近代历次革命战争、抗日战争、解放战争等。

灾后、战后、动乱之后，或因人口急剧减少，导致木火不足，犹如釜底抽薪；或一方胜利一方被灭，导致木火已泄。或因大智慧（水）之人的调解，结束争端（水克木）。结果人心思定、关注民生，开始战后、乱后、灾后重建（火生土）。

土期："土"有和平、存实之性。社会之象的"土"代表农业、工业生产加工、土木工程等以体力为主的劳动密集型行业。

这时候百废待兴，市场需求旺盛，经济处于快速发展期。这个时期市场一片空白，各行各业都需要大量劳动力，创业机会最多，人们只要肯出力，都能为社会和自己创造财富。

这个现象在世界各国不乏其例，我们改革开放的前30年基本上就处于这个时期。

但随着市场需求逐渐饱和，产能过剩，土木工程建设项目萎缩，经济增长速率变缓。如果国家太小、内需不够，或者没有稳定的全球市场，这个时刻会快速到来。

因为我们国土广阔，人口众多，经济发展不平衡。虽然东部地区已经接近"土"期的峰值，但是还要广大的中部西部发展空间，国家也在大力发展西部建设，国土整治。所以，中国的经济发展还会长期保持较高速的增长。

虽然农业及制造业是社会基础，长期存在，不会消失，但会逐渐降低在国民经济中的比重。

人们整体生活改善，物质条件基本满足，普遍富裕，资本也开始高度集中（土生金）。

金期：金有肃杀、收敛之性。社会之象的金包括：政府政体、社会制度、法律、法规、资本等。资本也是"金"，因为资本也是制度的产物。

此期市场管理法律法规逐渐健全，市场由开始的无序发展，逐渐走向有序发展，但也会引起市场准入门槛提高。

由社会需求降低引起的发展动力逐渐下降，经济发展速度也随之放缓，先行的成功者已经开始逐渐垄断市场。

大投入、大产出、高风险、高回报的发展模式，已经逐渐被高科技和创意所淘汰，资本也会高度集中，导致投资行业大发展。

工农业生产自动化的提高，就业岗位逐渐减少。关键技术岗位的工人技能水平也越来越高，难以被替代，进而导致人力资源过剩，尤其是低技能的体力劳动者和被淘汰行业的专业人才。

企业竞争也日趋激烈，进而催生出企业技术升级，加大在科技领域的投入，催生出高科技企业、新型农业、金融、互联网及文化产业的大发展，为具有高科技专业知识、富有创意的人才提供了巨大的发展空间（金生水）。

水期：水有寒凉、滋润之性。社会之象的"水"包括：和谐、平衡、智慧、服务、文化、创意、科技等

这时候经济发展进一步趋稳，市场准入门槛越来越高。只有胆量，不懂法律法规，没有智慧又没资金的人，已经很难发展。同时劳动力成本持续升高，生产成本逐渐提高，产品生产过剩，企业利润逐渐下降。急需市场拓展人员和

创新产品，给了有智慧、创意能力强的年轻人极大的机会。服务业、科技、创意、文化产业兴起。

当然，任何创意都离不开产业（土）。只有产业（土）+资本（金）+创意（水）的行业才能大发展。目前已经进入这个时期的早期。比如互联网、共享经济、移动支付、人工智能等。

智慧与创意毕竟是少数人的事，任何创意、发明和文化产业都需要高级技工和白领阶层来实现（水生木）。

木期："木"有生长、发育之性。在社会之象代表有活力的人，特别是年轻人。到此期是社会文明程度最高、最安定、最富有的时期，以高级白领及高级技工为代表的中产阶级成为社会主流。

各种产品的质量、精美度，服务业的体贴入微，科技的应用与发展也达到了最高水平，财富会进一步集中在小部分人手中。

此期的年轻人除非超级聪明或有家族支撑，基本上没有了创业空间，但是因为社会福利的提升，也没生存压力。只要有技能（木）找到工作就能生存，大学毕业能到一个工资收入较高、较体面的企业工作成为首先。而学历不高的部分有野心的年轻人几乎没有了出类拔萃的希望，这些年轻人开始心理有火了（木生火）。比如韩国、日本、中国台湾、香港地区基本长期处于这个时期。

这时候的政府会有几种干预方法：

一是对高收入阶层加税（合法剥夺），发给年轻人失业救济金，西方很多发达国家都采用这种方法。但是，这样会导致社会发展动力不足，经济停滞或下滑。

二是宗教精神控制，让大部分人失去抗争、改变现状的想法。比如印度。

三是部分国家采取发动掠夺战争转嫁危机，比如现今的美国，二战时期的日本、德国等。

四是计划生育，控制人口无序发展。

五是政府调节不力，或政府太弱小，加上他国输出矛盾进行挑拨，导致国家或地区内动乱，比如中东、中国台湾、香港等。

六是遇有外敌入侵、统治阶级过于苛政，或贫富过于悬殊，或人口过于密集、大范围的自然灾害、大范围疫病流行引起资源极度紧缺时，也容易引起社会动荡、革命、战争等，比如苏联十月革命。

估计中国人都能看懂，但经过科学思维训练的人，就会觉得完全没有科学逻辑、没经过科学证实，也不能被证伪，不精准、不科学。

是的，宏观就是远观，远观了肯定不如微观精准，只能看到"形"之大概。但是微观呢？微观了肯定很精准，但是只能看到"形"的局部，却失去了把握大局的可能。比如，我们说阳为男、阴为女，肯定不精准，因为有很多阴柔的男人和阳刚的女人。如果你一定要用DNA来确定男女，确实很精准，但是也一样有阴柔的男人和阳刚的女人，而这不过是阴中藏阳、阳中藏阴的简单道理罢了。

不要小看阴阳五行，它是我们中华传统文化的根。我们的思维模式、社会形态、建筑、语言、语境、文字、艺术、诗歌等，尤其是我们的中医都和阴阳五行有关。

导读

我们中华文明之所以能够绵延五千年，全因我们的形而上的思维模式。随着西方形而下的思维模式逐渐占据主导地位，中华文明已近岌岌可危了。

（二）形而上视角认知对我们这个民族的影响

1、有超强的前瞻性

宏观自然视野大，就容易看到事物的动态规律、运动轨迹，把控大方向，就能前瞻性的预测事物的发展变化，不必事事深究、实验验证，快速认知世界。

在那个对世界一无所知的时代，首先搞清事物的大方向，对世界有一个大概的认知。指导我们在认知世界的过程中，不犯方向性的错误，可以节约大量认知世界的时间，可以降低试错率。

就像 A 地到 B 地，形而上的宏观认知是先确定大方向，按照大方向走，虽然实际上道路曲折、百转千回，但因为有大方向引领，总能选对路口到达目的地。

比如：我们的中医在几千年前就知道医学的大方向是"预防为主"，认为上医治未病。《黄帝内经·素问·四气调神大论》："夫病已成而后药之，乱已成而后治之，譬犹渴而穿井，斗而铸锥，不亦晚呼？"

所以，中医在几千年前，虽然不知道微观病毒细菌，但是知道疫病、伤寒、温病、瘴气；不知道糖尿病、高血压、高血脂，但知道痰湿症；虽然不知道乳腺增生、输卵管阻塞，但知道肝郁气滞、气滞血瘀；不知道基因，但知道寿命与遗传（天数）和养生有关，而养生的关键是"平和"，是"阴平阳秘"。

比如：两千年前《吕氏春秋》就说：长也者，非短而续之也，毕其数也。毕数之务，在乎去害。在那个全世界还处于蛮荒的时代，我们的先哲们，就已经看到寿命（命数）一是和遗传有关，二是和维护有关。

这就是为什么中医在几千年前就"完善"的原因，并庇护我中华民族繁衍生息，而且中国历史上中医师们往往长寿。

与之相反的是形而下的认知方式，要求每一步都必须精准，先通过使用证实，再证伪，再行动。每一步都不会出问题，但这样一是导致解决问题的时间比较"滞后"，二是很容易失去大方向，甚则"一叶障目，不见泰山"。

比如：当年的非典型肺炎（SARS），西医首先要找到病原体。在没有找到病原体以前，只能用大剂量的激素控制体温过热。结果控制不住体温的死了，控制住体温的因为大剂量激素后遗症导致股骨头坏死。等发现了病毒后，还没来得及做出抗血清或疫苗，这个疫情结束了。

而到中医院就诊的，中医才不管是什么病原体，SARS病毒还是新冠病毒，而是根据身体发病状况，就知道是我们老祖宗就遇到过的"瘟病"，对症采用"热者寒之，寒者热之"的简单道理，用已经使用了上千年的方剂加减，就完全可以了。

广州中医药大学第一附属医院前前后后共收治了 61 例 SARS 病人，最后取得的治疗效果是"四个零"。病人零死亡，医护人员零感染，病人零转院，零后遗症。

这次新冠病毒流行，中医一样交了完美的答卷。

西医虽然是马后炮，但是做事扎实，善于数据积累，这次新冠病毒的发现速度远远快于 SARS 时期，疫苗的研发速度和方法也大大加快。

但是，你精准的搞出 SARS 疫苗了，还会来新冠病毒，克服了这次流感病毒，下次还会出现变异的流感病毒。别忘了，它们都是冠状病毒。单链的 RNA 病毒最大的特点就是容易变异。这个冠状病毒和我们博弈的时间不短了，虽然它每一次变异都会得逞一时，但它侵入人体后，我们的免疫系统会迅速唤起记忆，否则我们的免疫系统也不会反应那么强烈。

不过，我们有中医，任凭事物如何变化，但"万变不离其宗"，对之"以不变应万变"，几千年下来，才能每战必胜。中医并不是直接杀死病毒，因为宏观的中医也看不到病毒。但是他们知道"正气存内，邪不可干"，通过调整人体状态，通过人体的自身免疫功能清除病毒。所以每一次疫情都会提高我们痊愈人群的免疫功能，并逐渐被基因记忆，代代相传。当然病毒也会不断地进化，破解我们的免疫系统，就像猫捉老鼠的游戏。

中医不是直接杀死病毒，而是通过中医的扶正治疗，帮助自身免疫系统发挥作用，既可以清除病毒，又可以提高获得性免疫功能，这才是真正的"群体免疫"。而不是西方的任由病毒肆虐的"群体免疫"，西方的方式可以说是"群体干熬"。

但是，对于不会变异的病毒。比如天花，我们祖先发现了牛痘，但是形而上的我们，不会向下深究，结果被形而下思维的西医"光大"成为疫苗。疫苗绝对算是不易变异病毒的克星，疫苗就是应用了人体的天然免疫功能，进行了有针对性的"训练"而产生的奇迹。

因为宏观，眼界比较宽广，就能对眼前与未来事件的轻重缓急做出预判。

所以，我们这个民族在历次疫病面前都能上下一心，共同抗疫。而西方人就很难团结一致，因为他们的思维都比较局限，容易因为一个点而忽略全面。比如：戴不戴口罩的事，到现在为止还在深究。

因为心中有底，所以我们这个民族比较"沉稳"，做事也喜欢未雨绸缪。

喜欢说：凡事预则立，防微杜渐。我们知道：小洞不补大洞吃苦，亡羊补牢为时不晚。

在眼前需求与未来发生矛盾时不会"涸泽而渔，焚林而猎"，我们"饿死不吃种子粮"，不喜欢做"杀鸡取卵"的事。

我们的农业开垦了几千年，虽然产量不高，但食物好吃；我们精耕细作，虽然效率低下，但是我们想不到用除草剂和转基因食物毁灭我们人类自己。虽然没有烈性农药，但我们知道生态防治，比如用马蜂控制棉铃虫，也不会培养出抗药的病虫和污染环境；我们的农家肥不如化肥效果好，但土壤没有板结。我们祖先发展的鱼桑蚕生态体系至今还在用。

因为形而上视角认知世界，导致我们这个民族非常有远见，做到可持续发展，不拘泥于细节，做事沉着稳重，最后总能达到目标。这也是我们中华文明非常"早熟"的原因，使我们在近代以前的五千年来一直屹立于世界文明之巅。

比如：中国共产党在毛泽东的带领下，没有被完全西化，走了一条符合中国特色的道路。我们国家的领导们都非常善于做国家发展战略规划，而且在执行过程中能牢牢把握大方向不动摇。

所以在面对外敌挑衅时，我们这个民族特别能忍辱负重，化悲痛为力量，因为我们都知道，小不忍则乱大谋。只有国家富强了，才不会被欺负，所以，上下一心牢记民族复兴大计不动摇。

比如：具有中国传统思维的毛泽东主席在抗日战争期间所做的《论持久战》对抗日战争进行了精准预测。

比如：同样具有中国传统思维的邓小平当年说我们的经济在 20 世纪末翻两番的时候，没有几个老外能相信，结果超额完成了。

2、超强的综合思考能力

比类取象思维是一种寻找事物共性的思维，也是一种把复杂问题简单化的思维模式。只有抓大（共性）放小（个性）才能将复杂问题简单化，因为任何问题复杂就复杂在各有各的道理。

宏观眼界宽、视野就大、观察到的点就多，就容易看到不同事物之间的牵扯和共性，以及事物的运动变化轨迹，就能看到事物的轻重缓急，容易形成强大的综合思考能力，做事善于抓主要矛盾，不偏执、钻牛角尖，不会因为枝节问题而影响大方向。

综合的结果就是容易分清楚主次，方便抓主要矛盾，所以，我们这个民族非常善于抓主要矛盾。

毛泽东主席是抓主要矛盾的高手，并著有《矛盾论》一书。在他的领导下，中国共产党的军队都比较善于抓主要矛盾。

比如：抗日战争时期，八路军没有将武器作为第一要素。而是提出了有什么枪打什么仗，你打你的我打我的；打得赢就打，打不赢就跑的机动灵活的游击战术。短短几句话，我们当时大字不识几个的游击队员们一听就懂、一看就会，结果搞得日本鬼子焦头烂额。

解放战争中，主要矛盾是敌我力量对比。毛泽东主席提出了：不在乎一城一地的得失，而在乎消灭敌人的有生力量的战略方针。怎么消灭敌人的有生力量呢？毛主席没让将军们和敌人拼消耗，而是说：伤其十指不如断其一指。我们的将军们一下就明白了，用集中优势兵力打歼灭战的方法，三年就把具有优势兵力的国民党军歼灭了。

因为视野大，关注点多，所以考虑问题就比较周到，不会东一榔头西一棒槌。面对复杂问题，除了抓主要矛盾外，还善于综合调理。

比如：中医用多味药治疗疾患，药方还分君臣佐使。这不是将简单问题复杂化，而是因为视野广大，既能看到"标"又能看到"本"，因为认识到疾病的复杂性，变化性，仅靠单一的因素进行对抗，可能力量不够，所以需要海陆空多兵种联合作战。所以，中医是标本兼治，根据标本权重综合调理。本是因、标是症，因去了本，病好了，症也就没了。

因为善于看到不同事物的共性，也使我们这个民族，在大是大非面前，能够舍小我、成大我，维护国家统一不喜欢分裂。因为几千年的文明，我们这个民族非常清楚，只要国家动荡了，最倒霉的还是老百姓。

这种宏观视野，也让我们更容易明白团结就是力量。所以，谁得天下，谁都会追求国家统一。我们中华民族之所以有这么大的凝聚力，成了唯一延续至今的文明古国，莫不与此有关。

3、超强的悟性

用这个宏观的大道理去理解具体事物时，肯定不可能百分百的吻合。就需要执行人的悟性了，悟性高的人完成的好，悟性差的人做的差。但都是在宏观范畴下的调整，大方向不容易出问题。

这种悟性其实是根据阴阳五行框架下所取之象的"悟"，"悟"就是各自的理解，只能意会不能言传。

所以，我们中国人特别善于意会或联想。没有这种意会能力就很难看懂国画,就很难对我们传统诗词、歌赋、戏剧有感觉。

而我们古人用国色天香、倾国倾城、沉鱼落雁闭月羞花等词语来形容美女,我们中国人听着超有感觉。但是你跟西方人说,他一定会困惑,他会用科学的方法来验证,结果发现谁看鱼,鱼都会沉,再美的美女也不会引来落雁。最后得出结论:这几句话不科学。当然,西方人的这个结论我们也会"超无语"。

我们也非常推崇悟性高的人,当我们被人夸奖是一个善于"触类旁通""举一反三""融会贯通""一点就透""特别机灵""悟性高"时,内心都特别高兴。

悟性是什么?是非逻辑智慧,是一种灵性或直觉。科学家发明创造,文学家吟诗作赋,艺术家的艺术创作,莫不如此。所以也有人说西医是仪器制造业的产物,而中医是艺术品,不可同日而语。

悟性的产生既有先天部分,又有后天部分。

比如,没有深厚的国学功底的人写不出让国人如痴如醉的诗篇。同样有深厚的国学功底的人,不一定都能写出伟大的诗篇。

同样领域的专家很多,但是伟大的发明家很少。

比类取象思维就是非逻辑思维模式,这种思维敢想敢干、百无禁忌,这也是为什么世界历史上很多发明都源于中国的原因。而现在西方的发明更应该叫发现,都是通过科学方法亦步亦趋的必然。

因为我们不会形而下的逻辑思维,导致我们很多发明难以深入向下找到基本原理,错失了很多伟大的发现。

但是,形而上的思维包容性强,我们很快就接受了形而下的思维模式,使我们中华民族同时具有了两种思维模式,这也是为什么最近我们的科技发明不断的震惊世界的原因。

比类取象思维,是一个非常奇妙的思维,能够提高我们的超级联想能力。当然也不能瞎想,需要用阴阳五行的象,去类比相关事物的象,加上个人的感悟和经验。

比如：徐志摩形容他心爱的女人"最是那一低头的温柔，恰似一朵水莲花不胜凉风的娇羞……"

过去我们的女孩子在喜欢一个男孩子的时候，绝对不会说：我爱你！崔莺莺喜欢张生的那首诗："兰闺久寂寞，无事度芳春。料得行吟者，应怜长叹人。"给我们留下无限的想象的空间。

比如：中国的菜谱，就不会写得很清楚。往往是菜若干、肉酌量，油少许、盐少许、葱姜少许。我们的厨师主妇们立刻就明白怎么做了。靠什么明白呢？靠我们这个民族的"悟性"。而西方人绝对要写到克或毫升级，所以，西方家庭厨房必备设备电子秤和量杯，做的菜也是标准化的，都是一个味。中国的菜一人一个味，但是都是各自喜欢的。

比如：没有上过军事院校的毛泽东，在井冈山地区领导一批大字不识几个的农民闹革命。仅仅说了几句话：敌进我退、敌驻我扰、敌退我追、敌疲我打。如果对西方军队这样说，他们肯定困惑。但是，我们的军官们战士们都能明白，仗打得有声有色。当然，有的人悟性强、打得好，有的人悟性差、打得差。

当共产国际派来的西方军事人员，发现毛泽东的作战原则太笼统了。而这个所谓的军事专家发出的作战命令，科学有据，事无巨细，安排得头头是道。结果第四次反围剿，我们的战士们的行为还没有完全被形而下化，所以打了个平手。到了第五次反围剿，我们战士的行为基本被形而下化，结果被同样形而下化的，但军事装备比我们强的国民党军打败了。

同样，搞经济建设时期，我们学习的同样是西方形而下思维体系下的苏联式社会主义，科学有据，事无巨细，安排得井井有条，结果经济搞得一塌糊涂。

面对前无古人的改革开放，我们所有人都不知道怎么做。然而，邓小平给大家说：摸着石头过河，不管黑猫白猫，抓住老鼠就是好猫。我们没有受过西方经济学教育的国人都会做了，反而是受过高等教育（现代教育基本上是形而下的）专家们，很少成为企业家。但是不妨碍他们继续做专家，总结各个企业家成功的经验，再科学有据、头头是道地教授给我们的企业家。

我记得某高校著名的经济学教授，在给企业家们上课的时候说：我说的不过都是你们做过的，只是把它归纳总结了一下，希望你们得到启发，而不是原样照搬。希望在座的有什么好经验也可以告诉我，我将进一步归纳总结告诉其他企业家。

确实有很多企业家，到大学的企业家培训中心学习以后，觉得非常震撼，结果完全照搬的企业家大多损失惨重。

我知道的一位企业家在某培训中心学习了企业精准管理的末位淘汰制，回到单位立刻安排学习和推广，结果确实发现了一个工作能力很差的女员工。这个女员工受不了被侮辱的感觉，准备跳楼自杀，吓得这个公司立刻取消了末位淘汰制。

总结的东西肯定都是过去的，对未来具有指导意义，但肯定不能教条不变。

就像中国共产党的成功，就是因为毛泽东强调：把马克思主义基本原理同中国具体实际相结合。怎么结合？说起来简单做起来难，没有强大的比类取象思维，是很难明白怎么结合。

我们绝大多数没受过彻底西化教育的企业家骨子里都很会比类取象思维。善于将先进的西方企业管理经验，与本企业的实际情况相结合，并取得良好效益。我常听我们的企业家说：专家的话不能不听，不能全听。

设想一下，当年苏联的戈尔巴乔夫给大家说：不管黑猫白猫抓住老鼠就是好猫。那苏联人民肯定会非常困惑，不知所云，最后有可能拿起武器相互战斗。而美国人给的休克疗法，却能被他们接受。而中国人绝对不会接受休克疗法，这就是形而上与形而下文化圈的差异之一。

西方的经济学家都是形而下的，所以看不懂中国的经济发展套路，就像当年美国人看不懂朝鲜战争一样。西方的经济学家老是看衰中国，看好印度。

我认为并不是他们有"多坏"，而是他们站在形而下的微观角度看不懂我们各级领导和企业家形而上的行为方式。但我们许多专家却是形而下的思维，所以也会跟着老外瞎嚷嚷。真佩服我们国家的各级领导人，没有被形而下的，自以为是的专家们所忽悠。

因为比类取象思维认知世界，宏观大方向没问题，但微观具象不精准，这就需要国人遇到具体事务，比较强调个人主观能动性进行校正，具体问题具体处理，摸着石头过河，即所谓的只能意会不能言传的能力。看起来随意，其实是国人骨子里比类取象思维的结果。虽然会磕磕绊绊，但是大方向不会错，这才是我们改革开放、抗美援朝、抗日战争取胜的根本。

形而上的思维机动灵活不死板，但是这种思维也有缺点，因为宏观思维在具象上不精准。遇到具体问题，需要每一个人的具体感悟自我判断。但是每个人的感悟会有偏差，面对同样问题时，都会加上自己的理解，容易各说各话，发生争执。

比如：我们的行人过马路就比西方人随意，尤其是开摩的的人。

4、逻辑性差

比类取象思维是一种非逻辑联想思维。看到的是既成事实与万事万物形而上的共象，而不是既成事实与万事之间的逻辑关系。因为通过事物"像什么"来理解事物存在道理，而忽略各个事物的"是什么"的逻辑基础。

比如：我们形容美女杨柳细腰，是用柳条柔之象，喻女人的身材与性格，宏观上柔与纤细是他们的共象，形而上思维的我们一下就看明白了。但是在微观上，柳条和女人完全没有逻辑关系，是两个不同的"东西"。从逻辑上看，柳条和女人虽然都是生物体，但一个是植物一个是动物，风马牛不相及。

西方人评判美女一定会关注细节和标准化，比如鼻眼耳口脸的形状、腰臀比等,同样西化的韩国人按照统一的标准整成长相几乎一样的美女。

比如:中国人看到两只蝴蝶在花丛中一起飞舞,立刻会用两只蝴蝶在花丛中一起飞的象,去类比男女相爱成双成对的象,进而联想到比翼齐飞、想到爱情、想到梁山伯与祝英台、梁祝小提琴曲……

但是,我们从来没有研究过这两只蝴蝶是不是一雌一雄。

如果你跟西方人说两只蝴蝶在一起飞是象征爱情,他一定会蒙圈。他会习惯性的思考:这两只蝴蝶是一雌一雄吗?有没有人研究过,研究过几只?是不是大数据?在什么刊物上发表过?会不会是两只雄性在争配偶?或者是随机组合,仅仅是为了飞行省力或便于躲避天敌?如果这个老外再认真一点的话,会像牛顿一样一直研究下去,成为蝴蝶行为学家、空气动力学家、诺贝尔奖获得者等。

比如:当年牛顿被苹果砸了头,而发现了万有引力。如果砸的是中国古人,他们一定会联想到好兆头!因为苹果有一个谐音"平",平——平安——平平安安;苹果从天而降,天降好兆头。

比如:刘邦斩白蛇起义,当时的古人都能意会,这是要反了皇帝,没有回头路了。其实蛇跟皇帝一点关系都没有,虽然龙是皇帝的象征,但龙和蛇只是"有点像"。

再比如:义和团的时候,那些团民就相信念咒语就可以刀枪不入,而从没想过拿那个说这话的人做个科学试验,结果被八国联军的火枪打得死伤惨重。

最可笑的是,当年湘军攻打太平军驻守的南京城,太平军发现湘军在城下,排放了很多火炮。为了对付这些火炮,太平军首先想到的是阴阳相克。火炮,"火"为阳,太平军想到女人为阴,便找了一群女人裸体站在南京城上辱骂湘军。结果同是形而上思维习惯的湘军炮兵们吓坏了,怕炸膛或哑火。更可笑的是,湘军也找了一批女人裸体站在阵前与城墙上的女人对骂,炮声、女人的叫骂声、哭喊声，构成了一幅滑稽的战争场面。

比如，我们很多人相信气功大师可以隔空打牛、特异功能大师的神功，其实他们都经不住逻辑推理和科学检验。

比如，现代还有很多人相信五菱宏光撞飞宾利是因为五菱的雄鹰车标比宾利的鸽子车标厉害，改名字、改电话号码、改办公桌方位、改门的朝向就可以改运气、祖坟埋得好就可以家族兴旺。

简单地说，形而上通过揣摩事物"像什么"来理解事物。就是抽提各个事物的"象"进行像什么的比对。这种思维具有超级的"跨界"联想力。这种联想力善于发现新生事物，但又因为缺乏逻辑而失去了对新生事物的深入研究。

这样的例子不胜枚举：

我们发明了火药，西方人发现了火药爆炸的原理，继而发明了硝酸甘油、TNT、塑胶炸药、硝铵炸药、原子弹、氢弹。

我们发明了瓷器，西方人搞清了陶瓷的成分、原理和性能，发明了发动机用陶瓷、陶瓷装甲、假牙等。

我们发明了八卦搞预测，西方人应用到电报码、计算机二进制、统计学。

我们发明了风筝、竹蜻蜓，人家发明了飞机、直升机。

中医发现了青蒿草治疗疟疾，西医发现了青蒿素。

中国唐朝发现了长绿毛的糨糊能消炎，西方人发现了青霉素。

我们发现了指南针，西方人发现了磁场、电、电报、雷达、核磁共振。

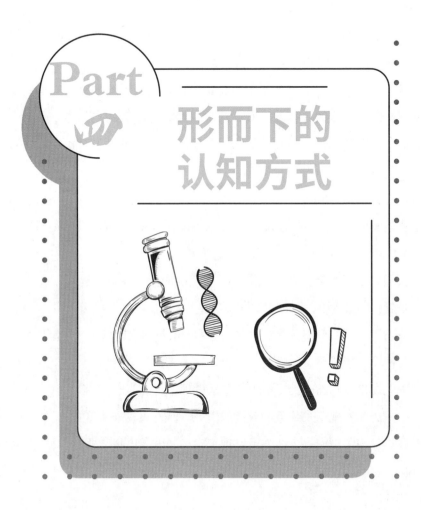

Part 四

形而下的
认知方式

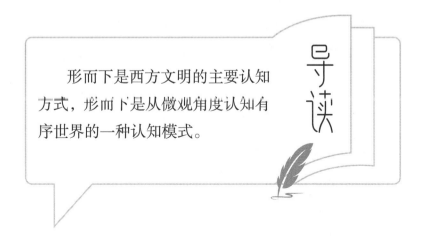

导读

形而下是西方文明的主要认知方式，形而下是从微观角度认知有序世界的一种认知模式。

（一）什么是形而下？

受形而下文明影响，西方先贤就没有想到过，观察事物还有形而上宏观与形而下的微观视角之分，他们一开始就在形而下领域内探索。

形而下思维习惯是：面对既成事实这个大系统，首先切割成无数个互不相干的子系统，如果相干了就说明没切干净。但是，每一个子系统与大系统都有纵向的逻辑关系。

比如：生命体可以分解成器官；器官可以分解成组织、组织分解成细胞，一直到分子水平。分子是生命体的最基本结构，再向下分解就是原子、电子、粒子了，和生命体没有直接关联了。

所以，科学产生在形而下思维习惯的西方也就不难理解了。因为科学就是分科而学，分科而学就是形而下思维的必然结果。

百度百科对科学的定义:指的就是分科而学,后指将各种知识通过细化分类(如数学、物理、化学等)研究,形成逐渐完整的知识体系。它是关于发现发明创造实践的学问,是人类探索研究感悟宇宙万物变化规律的知识体系的总称。

科学是一个建立在可检验的解释和对客观事物的形式、组织等进行预测的有序的知识系统。

科学第一是可以证实,通过各种实验方法证明其真实存在;第二是可以证伪,证明这个真实存在是有条件的、局限的。

有局限就不代表全面正确,所以,科学不代表正确,科学只是认知微观领域的一种方法论。

要被科学证明首先是要被"看见",那没被"看见"的就不存在吗?不能。因为科学只能验证局限的,有条件的真实存在"是什么",而不能验证模棱两可的"像什么"。

就算科学把既成事实(形)所有的子系统都搞清楚了,又能将各个子系统成功集合而回归既成事实(形)。那也是既成事实的本身,而不是既成事实与万事万物的"相像"。

形而下的科学与形而上比类取象都是认识世界的方法论,都有局限性,都不能全面的认知世界,都不代表百分之百的正确。

分科而学就像盲人摸象。不!.是盲人剖象,然后会有 N 多的盲人在 N 多的切块中继续解剖下去,每一分支都可以看到各自的真实存在,都是大象的一部分,而不是整体的大象。

最后所有的盲人都会找到自己那个不可再切割的具象的"真理",而这些局部的"真理"都是被科学验证的,使他们很容易坚信自己局部"真理"才是宇宙的"真理"。

当然分割的目的是为了整体,但是在各个子系统没有彻底搞清楚前,很难真正的回归整体。所以，西方对生命体的研究经常会有重大发现，然后又发现有更多的未解之谜。

但任何局部都不能代表整体，任何具象的整体也不代表宏观的世界，所以微观的真实不代表宏观的真实。过分关注微观的精准，就会失去宏观的方向。

所以，西方人做事微观上非常精准，但是非常容易失去大方向。

当他们再用自以为是的、具象的"真理"去观察别人的或具象或宏观"真理"时，自然难以理解，甚至非常对立。

> 导读
>
> 我们在科技上很容易认同西方人的思维模式，在人的行为上很难搞懂西方的思维模式。

（二）形而下视角认知对西方人行为习惯的影响

1、容易走极端

形而下喜欢分割事物，分割的目的是追求最真实可见的绝对真理，这是一种排他性的认知。

形而下思维影响的地区比较接受单神教，而且神就是神、人就是人、不可逾越，比如犹太教、基督教、伊斯兰教都是排他性的单一神教。

而我们的文化里什么都可以成为神仙，只要你活的够长，或做了对社会有重大意义的事都可以成为神仙。比如：女娲、大禹、神农氏、老寿星彭祖、药王孙思邈、关公，以及自家的祖先、活得够长的大树、老乌龟等。

西方产生的思想体系也是绝对分割和对立的。比如：唯心主义和唯物主义、资本主义与社会主义、民主与集权、科学与伪科学等，双方斗得你死我活。

而我们改革开放的领导人邓小平，就不会教条到我们是什么主义，提出了著名的黑猫白猫理论，创造了中国式的社会主义。这个社会形式，教条的人都看不懂，但是我们中国人都懂。

如果当年苏联这样搞，绝对会受到两派的攻击，最后会形成单一的社会形式。

行而下只相信看得见的东西，就是通过实验验证的东西，这也是一种科学精神。但这也培养了一种习惯，就是坚信他所"看到"的一定是对的，不许任何人更改。但是形而下的"真实"是一个微观的真实，当他将这种微观的"真实"去解决宏观问题时，容易导致以偏概全。

受这种思维的影响，他们做事都容易走极端。

我们历史上被西化的名人很多，特别喜欢抓住我们民族中的某一点不足，来否定我们整个中华民族。

比如：发现了西医的具象性，就开始全盘否定抽象的中医。

比如这次新冠肺炎疫情，我们中国人都能理解国家的"意思"，各种在理论上可能有效的方法统统采用，大家也积极配合，很快就控制住了疫情。而西方人就偏执到让我们难以理解，你封城，他们说你限制自由；你戴口罩，他们认为你没病为什么要戴口罩。

他们自己的新冠疫情发生了，中国人在国外戴口罩，老外民众非常反感，认为没病不必要戴口罩；他们国家也学中国封城了，民众就搞海滩大派对。那些被彻底西化的华人，回国后的某些表现让人觉得非常不好沟通。

比如：他们喜欢用他们古希腊文明体系下的民主形式强加给其他文明形式的世界各国，结果非古希腊文明体系的国家，谁采用谁乱套。

苏联解体后的经济改革，就采用了微观科学的休克疗法，结果导致俄罗斯整个社会的动荡，经济下滑。

2、做事严谨，后知后觉

形而下是一种追求"是什么"的思维模式，只有经过科学检验的才是真实可信的存在，所以他们只相信"看得见"的东西。在没有看见以前，不会采取任何方法处理。

形而下要搞清事物"是什么"，就必须一板一眼地对既成事实进行逻辑切割成各个子系统，再进行各个子系统研究，数据积累。

但是任何一个既成事实都有无限个"是什么"的存在。

因此，形而下对既成事实的认知只能"笨笨的"进行数据积累，只有数据达到一定程度的时候，才能进行归纳总结，然后才能实现对既成事实的"认知"。

而形而上在认知事件时不需要数据积累，就能根据万事万物共通道理来以不变应对万变。这种思维模式也特别善于发现新生事物的用处。但是很容易"玄"在宏观道理中，而忽略事物发生的底层逻辑。

比如对营养的认知：

我们形而上的思维模式在两千多年前，已经将营养与人体的关系梳理得非常协调了，核心就是平衡饮食。我国的《黄帝内经·素问》一书就已提出了营养的膳食模式："五谷为养，五果为助，五畜为益，五菜为充。"五谷、五果、五畜、五菜，分别代表粮食、水果、肉类、蔬菜。

中医根据食物作用于人体所产生的反应将食物归纳为寒、凉、温、热四性。

根据食物滋味与作用的关系将其分为辛、苦、甘、酸、咸五味。

将食物的功效概括为"补""泄""调"三个方面。

中医会根据不同的季节、不同的体质、不同的疾病制定不同的饮食方案，非常全面完美。

所以，中国人知道不能偏食，一定会什么都吃，什么也别多吃。郑成功航海的时候就不会天天吃咸牛肉，因为咸牛肉"热性"大，会上火。所以会以五谷杂粮为主食，蔬菜水果为副食，没有菜怎么办，那就用生豆芽来解决，因此就不会发生西方人航海时发生的维生素C缺乏病。

而西医对营养的认知也是后知后觉，首先要发生问题，然后才会进行科学研究，数字积累，所以，一旦被他们重视了就会搞得清清楚楚。

比如：维生素的发现。就是因为他们在航海中长期偏食，吃容易储存的腌牛肉，结果患了维生素C缺乏病，才开始研究发现了维生素C。

形而下对营养的认知，理所当然地从分解开始的，结果发现了食物的组成：蛋白质、核糖核酸、脂肪、糖、膳食纤维、矿物质、维生素、胆固醇。然后又将蛋白质分解成氨基酸，脂肪分解成脂肪酸，糖分解成单糖、双糖、多糖、纤维素，矿物质分解成宏量、微量、痕量，维生素分解成维生素C、维生素B1、B2、B6、B12、烟酸、叶酸等等，并且也分析出了各种营养素各自对于人体的特殊作用。

西医在微观到了各种营养素对人体的作用和剂量后，又发现各营养素之间还有一个协同作用。因此，西医学只能掉转头来搞营养组学。

如：西医发现脂肪酸有饱和与不饱和之分，进而又发现不饱和脂肪酸又分为单不饱和脂肪酸与多不饱和脂肪酸，多不饱和脂肪酸又有亚油酸、亚麻油酸之分。虽然这几种脂肪酸对人体都有极其重要的作用，但是他们对人体的作用存在一个比例问题。要确认这个比例问题，就必须对这几种脂肪酸进行各种排列组合，不但需要在脂肪酸之间进行组合，而且还必须考虑性别、年龄、饮食习惯、生活方式等因素。

等脂肪组学搞清楚了，一定还会有氨基酸组学、多糖组学、核酸组学、维生素组学、矿物质组学等等。脂肪酸还好一点,就那么几种。而氨基酸就多了,必需氨基酸就有 8 种,非必需氨基酸有几十种。糖类就更复杂了,有成千上万种。就算把他们与人体的健康关系分别搞清楚了,还存在一个组学之组学,即各种营养素之间的组合问题。我相信西方分析科学最终能搞清楚他们之间的关系,但是可能要等到几千年以后了。

也许那天,西式科学把食物中成分的各种关系及最终对我们生命维护的协同作用的关系搞明白时,会发现原来无非就是中医已于 5000 年前就总结出来的寒、凉、温、热四性,"补""泄""调"三个方面的作用。

你看形而下的科学多像神通广大的孙悟空,而形而上的中医多像如来佛神秘莫测的大手。

形而下思维对事物的认知是"后知后觉",不相信任何可能的、相似的东西,只相信所有经过科学验证的东西,所以就养成了做事扎实严谨的行为方式。这种方法虽然做事比较"笨",但是非常真实,可信可靠。

西方近代科技大爆发都是因为他们这种做事严谨的思维习惯。

所以,老外做事普遍"死板""不善变通",容易钻牛角尖儿,而我们做事非常灵活,也容易犯逻辑性的错误。

哪种方法更好呢? 各有千秋,看你用在什么地方。

虽然他们的文明比我们晚了几千多年,但是经过他们近千年一步一步的数据积累,他们对世界的认知和利用,在近代突然迸发了。

这也是西方文明"晚熟"又扎实的原因。

这从我们和西方拍的战争片就很容易看到区别。西方拍的战争场面,细节上做得特别好,什么武器,有什么性能,什么时候使用,什么条件下应用什么技战术,一板一眼,完全符合科学规律。我们拍的战争片,导演可以随心所欲地拍各种战争场面,而从未顾及武器性能、力学原理。我们的电影:手枪可以比步枪打得远和准,手榴弹扔得跟迫击炮一样远。

比如：我们的武术发展了几千年。但从来没有进行力量、速度、毁伤率的数据研究，只是通过说法和意思来说明自己有多么厉害。你有你的说法，我有我的说法，又无法进行数据比较，所以也就产生了众多的门派。我从来不否认中华武术的博大精深，只是希望能引进西方的科学测试。西方的拳击，所有的动作都是经过严密测试，包括速度、力量、大脑的反应速度和最佳击打部位、哪个部位需要重点保护，怎么防护等都做过严密的测试，所以非常清晰便于推广。

国内现在不分流派的散打比赛是一个很好的方式，在比赛中也确实涌现出一批优秀的运动员和精美的技击动作，但是还没有学到形而下的核心。形而下的核心是对每一个动作进行分解测试，从击打力到抗击打力，最佳攻击角度到防御方法，攻击速度到反应速度最佳使用时机等进行全面的数据的测试及优化，便于新人学习和优化。

3、微观精准、宏观失道

宏观提高我们思维的高度、微观使我们的思维有深度。所以，形而下的西方人在微观上做得都很精准，但又容易在宏观上失去方向，而形而上的我们却容易忽略微观细节。

比如我们用了几千年的农家肥，从来没有想过是什么成分，而西方人却发现原来植物需要的是氮磷钾，氮磷钾，叶果茎，非常精准，并因此研发了化肥，使农业产量一下子飙升起来。但很快就发现长期使用化肥会导致农作物不好吃，土地结块，土壤中的微生态被破坏，微量元素减少，进而导致农作物病虫害增加，不得不增加使用农药，进一步污染农田，早晚导致土地肥力耗竭、农作物绝收。

比如：青霉素是西医近代最伟大的发现之一，拯救了成千上万的生命。

　　但是，青霉菌素的使用，在我们的唐朝就有记载了。在唐朝，妇女们手破了，发炎了，就会用发了霉、长了绿毛的糨糊涂抹患处，可以迅速消炎。为什么这样做？因为"炎"是两个火，阴克阳，寒克火。当年糨糊都是面做的，没加防腐剂，容易腐败，所以要放在阴凉的地方，但是时间长了还是长绿毛了，绿色也属寒性。古时悟性高的人自然而然地会想到阴凉之处，阴气很重的、发霉的糨糊涂抹发热、发炎的患处，效果很好，口口相传广为应用。但是谁也没有去"形而下"一下绿糨糊里面是什么成分在起作用，结果错失了青霉素的发现。

　　而在 1400 年后，1928 年西方人亚历山大弗莱明在培养细菌的培养皿上，发现了青霉菌具有杀菌作用，形而下思维的他深入分析青霉菌产生的各种因子，结果发现了青霉素。1942 年因为战争的需要，在美军的支持下，进入临床应用，解救了成千上万的患者。

　　但是，随着青霉素的广泛使用，青霉素的用量从 10 ～ 20 万单位 / 次，到现在的 800 万单位 / 次。

　　为什么呢？因为细菌产生抗药性了。为什么细菌会产生抗药性呢？因为，细菌的基因会学习、进化。

　　其实，青霉素是青霉菌"发明"的，青霉菌使用青霉素至少上亿年了，为什么没有产生抗药性呢？因为，细菌会进化，青霉菌也会进化。就像猫和老鼠一样，谁也不至于灭掉谁。

　　当青霉素被提取出来后，青霉素的结构就不能变了，否则，就要经历漫长的新药审批。青霉素不变了，又是高浓度使用，导致细菌种群在强力胁迫下，加速进化了。

　　就像陨石撞击地球，导致恐龙灭绝，但是也使得部分恐龙加速适应环境，进化变成了鸟类。

　　让我们形而下一下：我们还会找到更强大的抗生素。

让我们形而上一下：物极必反、过犹不及。形而下的科学方法，早晚一天我们会培养出一种百毒不侵、足以消灭人类的超级细菌。

微观上，科学方法让我们精准找到了克制细菌的办法；宏观上让我们培养了一批超级细菌，偏离了我们的初衷。

同样的事例不胜枚举。

比如：青蒿素也是微观精准。会不会宏观失道呢？在距今1700年的东晋，葛洪已经将青蒿应用到疟疾治疗了，这是一个伟大的发现。怎么发现的？一定是用了宏观的温凉寒热四性、酸甜苦辣咸五味，五行相生相克的原理发现的。但这种发现即便是在今天，也获得不了诺贝尔奖，因为诺贝尔是西方人的奖，奖励的是他们认为伟大的发现。什么伟大发现呢？当然是形而下体系的微观发现。近代我们学习西方形而下的科学思维，产生了以屠呦呦为代表的一批具有科学思维的科学家。他们学会了形而下看问题的方法，结果发现青蒿草里的青蒿素。

其实，在青蒿素之前有奎宁，是西班牙人在南美土著人用来治疗疟疾的金鸡纳树的树皮中提取发现的，结果40年后疟疾普遍产生抗药性。印第安人咀嚼这种植物治疗疟疾肯定不止几十年，为什么疟原虫没有产生抗药性呢？再过40年，青蒿素会不会产生抗药性呢？

我们形而上一下（比类取象思维）：会的，一定会的。因为，奎宁会，这个青蒿素也会。

任何生命体的基因都有学习能力，疟原虫也不例外，除非你一次性地把它们都杀死，否则，疟原虫在和奎宁或青蒿素的斗争中，一代又一代的适应，最后终究会产生抗药性。

我们再形而上一下：物极必反、过犹不及。

那为什么直接服用青蒿或金鸡纳树皮不会产生抗药性呢？

单一高浓度的抗疟药，容易产生抗药性，也许是药性太强，导致疟原虫种群有了强烈的压迫感，加速了基因的修正。

而原生植物中复合成分比较复杂，疟原虫的基因分不清是哪一种成分对他最具有杀伤性，也许是组合成分中有抑制疟原虫基因学习的元素。

当然这只是设想，需要形而下的深入分析，找到科学证据，如果按照这个思路深入研究，至少有几个诺贝尔奖在等着你。

对待社会问题也一样，西方的社会学家就非常喜欢用微观科学的方法来解决复杂宏观的社会问题。

比如美国在对付伊斯兰极端主义时，他的标准是：谁对他好，谁对他不好。美国911遇袭，美国首先想到的是谁干的，抽丝剥茧的能力很强，很快就发现是美国养大的基地组织干的，头目是本·拉登，经过几年的寻找，终于找到他，并用非常完美的行动将其击毙。然后呢？没有然后。因为根本就没有解决伊斯兰极端主义产生的根源问题，所以不断地发生各种伊斯兰极端分子针对美国及其他国家人民的恐怖袭击事件。

而且，美国也许是别有用心，也许是鼠目寸光，还非常反对中国的这种综合治理新疆伊斯兰极端思想的方法。并收留所谓反对中国，不反对美国的伊斯兰极端分子。在我们看来是鼠目寸光的行为，他们却做得如痴如醉，养虎为患，早晚一天会自讨苦吃。其实美国一直在自讨苦吃，本·拉登就是美国养大的，中东的很多伊斯兰极端组织的背后都有美国的黑手，他们也许是想借助这些人搞乱中东，得到石油这个蝇头小利，到头来定会搬起石头砸了自己的脚。

4、逻辑而又刻板

受形而下文化的影响，西方人普遍比较刻板，做事一板一眼，不会变通。西方人的这种特质在工业生产中，需要标准化管理的项目，非常优秀，能保证产品的质量。

逻辑思维是典型的形而下思维，要求做事规范、严谨、确定和可重复，这种特质在处理静止和寡因素事物时非常有用。

因为逻辑认知需要确凿的信息，才能形成逻辑关系。而确凿的信息必须通过实验验证，所以逻辑思维在处理事物方面容易滞后，尤其是在处理突发事件、不确定和复杂因素事物时就显得比较笨拙。

为什么国学思维的人会认为只会逻辑思维的人比较"呆"呢？因为我们的思维是比类取象，具有超级的联想能力。所以我们中国人在处理复杂事物时就会联想到很多有关的因素、进而齐抓共管。在西方人眼里就感觉我们是东一榔头西一棒槌，非常看不懂。

比如，在应对新冠肺炎疫情时，我们全民的配合程度，政府的综合措施。而西方民众一直在争论自由还是新冠，该集会还集会，该罢工还罢工。因为罢工有罢工的道理、自由有自由的道理、新冠肺炎有新冠肺炎的道理，他们的逻辑线性思维，很难将几个不同体系的事联系起来。

我们在生活中经常会发现，个别学历高的人很容易成为"书呆子"。就是做事比较偏执，看问题只会逻辑不会联想，只相信符合逻辑的东西，喜欢用确定的"点"去推翻不确定的"体"。

5、善于发明工具

分解就必须切割，要切割自然要使用工具。

在近代几乎所有的工具都源于形而下文明，而且工具非常专业，一事一具，术业专攻。

比如：我们几千年的战争史，最让人津津乐道的是谋略，而不是"暗器"。我们骨子里非常讨厌靠武器赢得战争，其实，我们早就发明了火药，但是在西方发扬光大,再回过头来打我们。西方思维最喜欢用工具来解决战争问题,我们斥之为唯武器论。

我们近代落后的原因就是不善于形而下的科学思维,而现代的经济腾飞,恰恰是我们很多人学习了西方的科学方法,再加上我们大多数人骨子里的形而上的谋略习惯。

我们古人也发明了很多工具,但都是不得已的情况下的发明,而且往往是一专多能的工具。

比如:餐饮器具。

西方人的餐具非常精美:刀子切、叉子取,各种勺子舀,盘子、碗、盆、杯子,各司其职,但是,如此复杂的餐具只能吃很简单的饭菜。

因为,西方人是形而下的思维模式,面对餐饮这个大系统时,习惯上将这个餐饮大系统,切割成一个一个最基础的子系统加以解决。因为是为了解决具体问题而发明的工具,所以,西方人发明的工具普遍非常专用。

食物太大怎么办?餐刀。怎么将食物送进嘴里?餐叉。

同样,其他餐具也是各司其职:汤勺、饭勺、调料勺,汤碗、羹碗,白酒杯、红酒杯、香槟杯、啤酒杯、咖啡杯、红茶杯、水杯,菜盘、饭盘……琳琅满目、精美无比,器有专攻。

但是,如此复杂的餐具,却解决不了所有食物取食问题。因此,不得不对饭菜进行标准化规范,以适应精准功能的餐具。

菜叶太大、不规则,西餐具无法取食。所以,菜要切得碎碎的,为了防止用勺取食时掉渣,再放点沙拉酱做润滑、黏合剂,面条不能太长,太长了拿叉子转的时间太长,太短了甩一身番茄酱。受餐具的限制,西餐中不能有带刺的鱼、带骨头的肉、有汤的面、菠菜炒鸡蛋、猪肉炖粉条、肉末粉丝、凤爪、猪蹄、鸭脖等。

我们的祖先在解决吃饭这个大系统时,会形而上到更高的角度综合联想。

长的扁的圆的方的、硬的脆的韧的软的稀的、大的小的规则的不规则的、带汤的带水的带火的带冰的、有刺的有骨头的。

古人全面综合后，发现用一双筷子就基本上可以解决。但是用筷子吃每一种具体的食物，都不如西餐一对一的工具来得精准，但是，一专多能可以吃任何食材。当然，需要人的技能，还有牙齿等器官的配合。

就是筷子这个具体的工具我们也要形而上到一定的意境。

筷子的标准长度传统上是七寸六分，代表人的七情六欲，一双筷子使用时活动的一根为阳，不动的一根为阴，拿起一双筷子时意念上是控制七情六欲，阴阳相济。

Part
五

形而上
不是唯心论

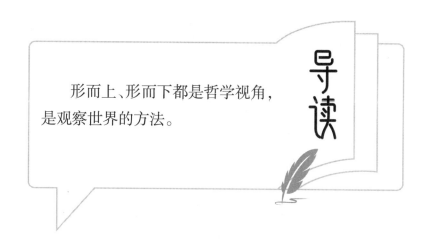

形而上、形而下都是哲学视角，
是观察世界的方法。

导读

　　形而上是从宏观观察事物的视角。关注世界上所有事物的共性。所以，形而上既不是唯心论也不是唯物论，

　　唯心论、唯物论都是形而下的西方文化对世界本原的各种看法之一。而且，唯心论这个词汇是对中华文化一知半解的日本人，在翻译西方哲学词汇idealism时，将本意是想法、意识、精神的意思与汉语的"心"等同了。

　　汉语的心是形而上的，这个"心"：会心跳、会心动、会心想、有心情、有心机、用心记、心领神会。既是东西，又不是东西。这种对"心"的认知，形而下思维的人很难理解。

　　现代给唯心论的定义是：精神（意识）第一性，物质第二性，精神决定物质，物质是精神的产物。

　　其实，应该用唯意识论来替代唯心论，用具象的"意识"替代抽象的"心"，用"唯意识论"来表述西方具象的精神第一的意思会更贴切一点。

　　形而上并不否认任何既成事实的存在，只是受视角的影响，更关注既成事实的宏观道理，是综合性思维。

所以，受形而上思维影响的中国，如果不受外来文明的影响，既产生不了唯心（意识）主义，也产生不了唯物主义，也很难产生科学思维。

唯心（意识）主义与唯物主义是对立的，是形而下思维模式，在对事物切割的过程中产生的必然产物。

而我们古人并不排斥形而下的"器"，只是受形而上的思维制约，没有认真地分析形而下的东西。虽然我们的历史上也产生了许多发明家。但是在强大的形而上文明制约下，并没有，也不会形成系统的科学体系。

有共识说：科学源于宗教。是的！但不是佛教，也不是伊斯兰教、犹太教，而是基督教。为什么是基督教呢？因为基督教传到了欧洲古希腊文明区。

在古希腊文明区，基督教的教士必然是受过形而下思维影响的当地人士。为了推广基督教，他们只会，也必须用形而下的方法去研究，然后给出答案，这样才能说服自己和人们相信基督教的绝对真理性。

受形而下思维及单神教的文化的影响，他们自然会去寻找具象的，不可分割的真理，来证明神的真实存在。所以才会有神学院，才会对神的世界大系统进行切割，分成一个个子系统，分门别类地加以研究，来找到神之存在的证据。

也就有了唯心（意识）论，唯物论，物理学，化学、地心说、日心说、天文学。

自然而然的会产生与神学背道而驰的科学思维：唯物论、进化论。

西方许多知名的科学家，本身就是神学家，他们在寻找上帝存在的证据中，导致了科学的发现，像日心说的创立者哥白尼、著名的物理学家牛顿、进化论的作者达尔文等。他们的初心并不是反对神的存在，反而是虔诚的基督徒。

其实，在希腊形而下的文明体系下，即使没有宗教，也会产生现代科学。只不过宗教会让人更加执着地去探索，加速了科学的产生。

　　我们形而上的方法发现了火药，但是我们绝不会对火药进行形而下的机理研究。我们用了几千年的中药，从来没有对药性成分进行分析。我们进行了几千年的战争给我们留下的是孙子兵法和功夫而不是枪炮、飞机、原子弹。

　　西方形而下的思维习惯使他们研究出了万有引力、相对论、物理学、化学、核物理学、火枪、火炮、飞机、军舰、原子弹、激光、化肥、农药、转基因、试管婴儿、避孕套。

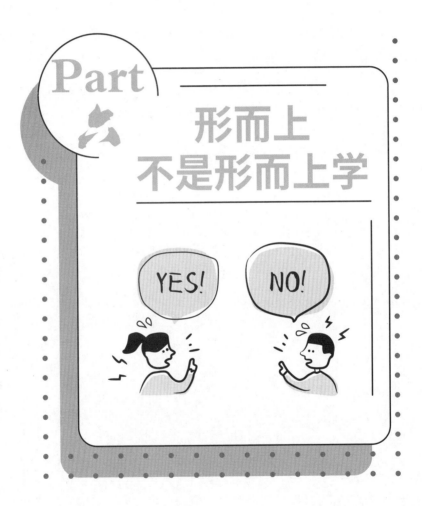

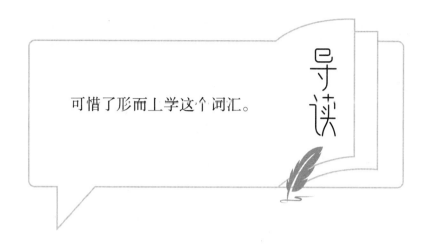

可惜了形而上学这个词汇。

导读

这里有必要澄清一下什么是"形而上学"，"形而上学"不是"形而上"。

"形而上"是中华宏观视角的视野，研究的是事物的宏观规律，并不否认形而下的存在。

"形而上学"这个词汇是由日本明治时期著名哲学家井上哲次郎翻译的。晚清学者严复则采用了玄学这一翻译，后经清末留日学生将大批日制汉语（日本称和制汉语）带回国后，玄学这一译法渐渐被形而上学取代。严复拒绝使用井上哲次郎的翻译，根据老子《道德经》"玄之又玄，众妙之门"，把"metaphysical"一词译为玄学，但由于日本翻译的一些词汇虽然不甚贴切，却更容易被当时已被西方文化打蒙的学者所接受，因此"形而上学"一词扎根在了汉语之中了。

对中华文化一知半解的日本人，在汉译的过程曲解这种极端哲学的本意，盗用了中华"形而上"的词汇，而牵强附会到西方的极端哲学上。其实，中华文化中很少具象的词汇，所以很难找到和西方文化相对应的词汇。

所以，"形而上学"与"形而上"风马牛不相及。

被日本人定义的"形而上学",其实是古希腊"形而下"思维的产物,就像古希腊形而下思维最终会产生科学思维一样,日本人定义"形而上学"的思维模式也是西方"形而下"思维的必然结果。其实,西方所有的文化现象都和形而下思维习惯有关。

日本人所谓的"形而上学"与西方的辩证唯物论是对立的,所谓的"形而上学"研究的是这个世界孤立的、静止、片面的真理,辩证唯物主义认为运动的、变动的、发展的才是世界的真理。

所以,西方各学术之间基本上是风马牛不相及,甚至非常对立。

比如:唯心(意识)论与唯物论、形而上学与辩证唯物论、社会主义与资本主义、宗教与科学、哲学与科学。

其实,西方的所有学派,都源于形而下的视野,包括西方的哲学、科学都属于"形而下"的学问,将西方的所有学问都统称为"形而下学"比较贴切。

可惜了"形而上学"这个词汇,被日本人用歪了,被污名化了。那个和"辩证唯物论"对立的所谓的"形而上学",应该翻译为"绝对真理论"或直接用译音都行。

其实,中华传统文化都属于形而上(宏观视角)的学问,包括我们的中医、诗词、艺术、文化等。将国学的所有一切用"形而上学"这个词来形容最为贴切。

当然用玄学来表示中华形而上的文化也可以,众妙之门玄之又玄。每个人只需要一点启示,就可以感悟出无限的想象。

只不过形而上强调的是视角,玄学强调的是功用的神奇,可惜玄学也在近代也被污名化了。现代一提到玄学,明面上是不科学的意思,潜意识是不靠谱的意思。

确实,玄学给我们的是"暗示",需要我们有强大地意会能力。所以我们古人说话惜字如金,但高人们能够融会贯通、举一反三。

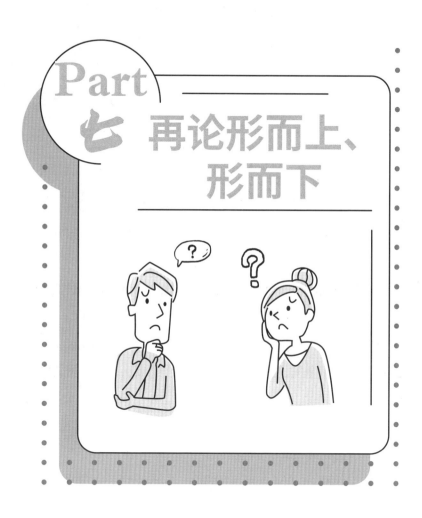

Part
七
再论形而上、
形而下

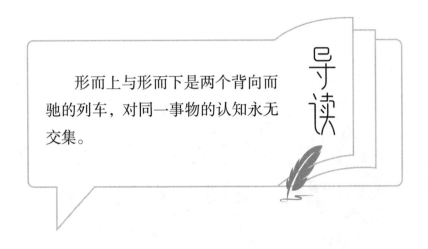

形而上与形而下是两个背向而驰的列车，对同一事物的认知永无交集。

　　"形"是既成事实，世界上的一切存在都是既成事实，形而上与形而下的目的都是探索既成事实的"形"之本原。

　　但是面对既成事实，形而上和形而下就像两个背向而驰的列车，都从探索"形"之本始发，一个远离"形之本"去宏观"形"之上的抽象；一个分解"形之本"，去微观"形"之下的各个具象。唯独遗漏了形之本原。

　　任何"形"被抽象了，就不是原来的"形"，就会产生一个新的形（象）。这个抽象的"形"可以是不同事物的共象，比如：杨柳和女人的细腰。也可以是万事万物的共象：阴阳五行。这个象虽然与形之本有关，但已经不是"形"之本原了，只是形之本原的"大概"。

　　任何"形"分解了，也不是原来的"形"了，一分为二就是两个新的"形"，每一个"形"都可以无限分割，生成无限个新的"形"。这些新的"形"虽然都与形之本原有关，但绝不是形之本原，只是形之本原的一部分。

　　两种认知方法，虽然有助于对形之本原的理解；虽然"初心"是为了探索形之本原。但他们"看到"的毕竟不是形之本原，也很容易忘记他们的"初心"

是"形之本",也会让我们产生形而上或形而下的思维习惯,桎梏我们的认知。

为什么他们都要离开形之本,而奔向远方呢? 这是他们各自的思维习惯。因为他们的基点都在形之本的最远点,所以他们认知既成事实,必须先离开既成事实去到各自的基点,然后再回过头来认知既成事实。

形而上的基点是一个被极端抽象的点,这个点是万事万物的共通点(阴阳五行)。用这个抽象的点去认知万事万物,必须将万事万物抽象到这个点来认知,导致我们的认知离开了万事万物的本原,只能得到既成事实与万事万物共通的"道",肯定不具象、不精准。

为了认知"形"之本原,形而上的思维模式就像一只雄鹰,没有停留在形之本原,而是向上飞离此"形",奔向此"形"之上的最远点——阴阳五行,再回过头来感悟既成事实的宏观抽象部分。远离了自然看"不清楚"形之本原,只能看到形之本的抽象部分;远离了自然视野宽广,就能看到事物与其他事物的相互联系,提高我们的联想能力;远离了就能看到事物的动态规律,思想不易僵化,做事灵活多变,也容易随心所欲。但是用形而上的方法可以快速完成对既成事实方向性认知,指导我们做事不易偏执。

所以,形而上很容易看到既成事实的大概,但是"看不清"既成事实的本原。

形而下的基点是被无限分割的、远离形之本原的最远的点,但是与形而上将万事万物抽象成一个最基本的点不同,形而下是将一个既成事实切割成无数个毫不关联的基本点。

形而下的每一个基本点与既成事实都有逻辑关系,都是既成事实的组成之一,都是真实的存在,但也都不是既成事实。

这些点都是独一无二的点,与其他所有的最基本点能够明确区分的点。为了认知"形"之本原,形而下思维模式就像无数个"鼹鼠",没有停留在形之本原,而是从分解形之本原这个大系统开始,对形之本原进行分门别类的逻辑噬嗑,产生无数个远离形之本原的"子系统",这些"子系统"必须是可证实的、与形之本原有逻辑关系的真实存在；

又必须可证伪，以便证明这个 "子系统"的是局限的、被切割过的，即此子系统与其他子系统毫不相干，已经被切割成最基本的点了。

当我们用这个点的特殊规律去认知"形"之整体的本来规律时，确实有助于对形之本原的认知，但是这个点只是 "形"的一部分，不是全部。如果我们将 "形"的无限个 "点"都归纳回归，能对 "形"全面认知吗？不能！你只能无限接近，很难回到形之本原。而且需要大量的时间及实验成本。

要实现对形之本的认知，必须保证"形"之所有的组成都被完美发现。但是任何 "形"都可以分解为无限个 "子形"，任何 "形"都是动态的有条件的存在。所以，我们一是永远不可能取得"形"的所有组成数据；二是分割成为子形时已经对原 "形"破坏了，不可能取得被破坏前的数据。

所以，形而下可以看到既成事实的部分精准组成，却 "看不全"既成事实的本原。

比如，如果我们把人的所有组成都搞清楚了,也难以回归这个被解剖的人。

两种认知各有所长、各有所短。他们各自视界所见都是世界的一部分，又不是世界的全部。但是受视角的制约，他们都以为看到了整个世界。面对同一个既成事实（形），形而上与形而下都只能看到事物的某一层面，都遗漏了对方视角下的认知。

比如：中、西医都是为了给人治病，面对已成形之事实（疾病），受视野限制：中医看到的是抽象的阴阳虚实、温凉寒热，西医看到的是具象结构成分的改变或病原体。他们看到的都是其视角下 "真实"的存在，但都不是既成事实（疾病）的全部。

为了完成对既成事实的全面认知，同时用形而上和形而下两种方法，对同一既成事实进行认知，是否可以弥补各自认知的遗漏，使我们对既成事实的认知更加全面吗？肯定会更加全面。但是能形成完美认知没有遗漏吗？那就要看看两种认知方法有没有交集。

形而上宏观所有"形"之抽象共性，但是"看不清"形之本。抽象的"形"不是"具象"的形，虽然形之上的视野里涵盖世界上的万事万物，但是被抽象的视界所阻挡，很难精准到具象的形之本。所以形而上"看不清"形之本原，更"看不到"被形之本遮挡的形之下。如果说形之本和形之上还有模模糊糊的交集的话，形之下则完全在形之上的视界之外。因为，形之下是"形之分割"，而形而上的视界里只有个性的综合，没有个性的割裂。

形之下是"形之本的分割"。所以形而下的视界里根本就没有形而上和完整的形之本原。虽然形而下起于形之本，但形而下是从分割形之本原后才开始"睁眼"的。虽然形而下的目的是将形之本原组成的一切存在都"搞清楚"了，再回归形之本原。但是形而下无限分割特性，只能实现对既成事实（形）组成的各个存在的认知，只能无限接近分割前的形之本原，所以"看不全"形之本。即形而下与形而本有无限个各别的交集，与形而上没有交集。

形而下分解"形"产生的每一个子形，都会成为一个新的"形"，这个"形"就是一个新的既成事实，也有该"形"的形之本。因为任何"形"都在形而上的视界内，所以任何一个新的被形而下切割产生的新的"形"，都能被形而上看到，当然还是"看不清"，只能看到抽象的大概。

但是反过来，形而下永远"看不到"形而上的东西，也很难接受形而上的认知，因为形而下的视界里根本没用形而上的抽象。

所以，形而下完全无法认同形而上的一切。

而形而上能看到所有事物的抽象，虽然看不到形而下，但是能看到形而下的每一次切割而产生的"新"的"形"的抽象。

因此，西方思维的人难以理解中华思维，而我们对西方的文化却比较包容，只是认为他们过于狭隘。

比如：西医所作所为，中医一下就明白西医的意思，也不会不承认西医的作用，但是会认为西医太狭隘，治标不治本。而西医就很难理解中医的所作所为，对中医的一切都斥之为不科学。

目前的思维体系，要不就是形而上的，要不就是形而下的，很难从各自的视角中跳出来。当然也有杂合的，他们在理解具体事务时，会根据场景切换思维。

比如：很多受过严格形而下思维训练的中国的科学家，也有信风水的，也很会写中国古诗词，也信中医，而很少有懂中华文化的西方科学家，他们只知道科学思维。

但这只是杂合，并没有跳出两种思维的桎梏，只是在不同的场景中用不同的思维模式认知事物。

那我们用两种思维模式能够实现对既成事实的完整认知吗？不能。

事实上两种认知，似乎在无限接近却永无交集。如果实现了完整的认知，那两种认知之间应该有交集。

那他们漏掉了什么？遗漏了既成事实的本原。

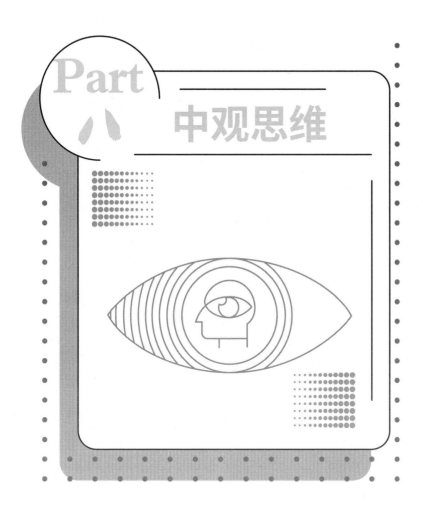

Part
八

中观思维

导读

中观视角是相对于宏观与微观视角的第三种认知视角。中观思维关注的是形而上与形而下的遗漏——既成事实（形）之本原，即形而本，中观思维是一种基于逻辑的联想思维。

（一）中观思维的基点

导读：中观思维是将认知基点，定位于既成事实本原的一种思维模式。

形而上与形而下都是为了认知形之本原，而又远离形之本原的。

受各自"基点"的制约，形而上只能宏观到形之本原的抽象部分，形而下只能微观到形之本原无限分割的有限具象。它们一个"基点"是万事万物的共象，因离形之本原太远而"看不清"形之本原；一个"基点"是形之本原的无限分割，因分太细而"看不全"形之本原。所以，很容易遗漏我们的"初心"是"形之本原"。

形而上的基点"玄"在万事万物的共通规律，善于把控大方向，但非常容易犯逻辑性的错误；形而下的基点"分科而学"在无限个"绝对"真实的点，逻辑严谨，但很容易以偏概全，犯方向性的错误。

比如：关于社会发展形式。形而上的"基点"是大方向，即社会发展是硬道理。所以不太关注程序是否"正确"，而是"不管白猫黑猫，抓住老鼠就是好猫"，也不纠结哪种方法更好，而是"摸着石头过河"，强调"实践是检验真理的唯一标准"，结果我们的经济迅速发展起来。形而下的"基点"是方法和程序"正确"。所以，他们首先强调程序正确，喜欢休克疗法，而不太考虑经济发展的结果，总想用一个具体的方法解决复杂的社会问题，苏联的解体和我们的改革开放的成功就非常说明问题。

比如：有关生命现象。形而上和形而下都在无限接近对生命的认知，但是受"基点"制约，他们对生命现象的认知：一个"玄"在生命体阴阳虚实寒热；一个"分科"在生命体的各个成分、结构、功能，都很难完成对生命现象的完整认知，而且对同一生命现象的认知几乎没有交集。

形而上与形而下遗漏的恰恰是他们共同的起点，两种认知方式的基点不同，起点相同，也就是说他们的"初心"相同。

所以，要完善对既成事实的全面认知，我们必须在形而上和形而下的基点外，再建立一个让我们的认知能回得来的基点，这个基点就是形之本原。

形而本的基点只有建立在形而上与形而下的共同起点上，才能弥补他们的遗漏；才能使他们的认知产生交集。起点既原点，这个原点就是形而上与形而下的共同遗漏，这个原点就是形而本的基点。

也就是说"初心"和"基点"一致就是形而本的中观。

将形而上和形而下的"起点"变成认知"基点"，才能实现形而上与形而下的回归，才能比形而上"精准"，比形而下"提前"完成对既成事实（形）的本我认知。

如果你的"初心"在形之本，却在形之上观察问题，形成抽象的认知，那你的基点和初心是分离的，就不是形而本，而是形而上。

如果你的"初心"在形之本，却对这个"形"进行无限分割，研究"形"

的各个具象的真实"存在"，那你的基点和初心是分离的，这就是形而下。

如果你的"初心"在形之本，还能借助形而下的部分真实认知及形而上的抽象认知，迅速回归到"形"整体为什么存在，这就是形而本。

比如人的长相。东西方都有长相"好坏"之分，只不过形而上关注长相的影响力——倾国倾城、穷相、倒霉相等，以至于形成了观人识相的行业，并通过长相读出你的"吉凶祸福"。

形而下会对长相有精准的比例关系及数据，甚至开发成功人脸识别系统用于银行支付、门禁开锁、上下班打卡。

形而本的初心和基点是一致的，形而本思考长相的"意义"，即形象的形之本原。

从中观视角来看：长相差异是基因的"本意"，所以"长相"没有好坏之分，只有长相差异的"意义"。因为我们的长相是基因经历36亿年"修炼"的，不可能长出一个没有"生物学"意义的"脸"。日常生活中我们也发现，有的人长得确实"好看"，有的人长的确实"吓人"。那为什么我们会有这种感觉呢？这一定有其潜在的生物学意义。这种感觉是后天学习的还是先天基因里带来的呢？绝大多数是基因里带来的。

比如我们普遍感觉婴幼儿比较可爱，而人老了以后都会变"丑"。这种感觉与文明差异无关，是基因里带来的感觉。婴幼儿可爱会让我们不自觉地去关心爱护他们；越老越丑可以让我们在他们逝去时不至于太痛苦，设想一下如果反过来会怎样？

所以，长相差异的原因不仅是为了阴柔阳刚，也不仅是科学的黄金比例，也不仅仅是为了让我们分辨某一个个体，而且还要分辨出我们的生物学属性：男、女、老、幼、敌、友、婚姻对象、健康状况，个人能力，团队中的角色（族群分工）等。

在没有文明的时代，人类如何区分敌我、分工协作。靠什么呢？靠直觉，人们可以通过团队中每一个人的形象、状态，来确定自己在团队中的角色。我们在和人交往的过程中，一眼之间就有一种感觉，这种感觉决定了我们的交往的态势，不需要交流就能感知到团队中谁高、谁低、谁安全、谁有威胁，谁遇到风险第一个上、谁领导大家集体行动、谁会成为自己的朋友。这种感觉既有后天培养，更有先天本能。人际交往从古到今都是必需的生物行为，如果我们的言谈举止符合自己的角色，大家和自己都感觉很舒服。

曾经有一个网红，说自己找对象一定要找一个清华大学毕业、年薪一百万的，结果网民都感觉很可笑。其实，她和我们无冤无仇，为什么会这样呢？直觉。

我们可以通过大数据找到形象对人的直觉影响的信息系统。比如我常说腰粗的女人你别惹，因为这类女人都偏男性，如果是孕妇很好理解，基因会调整女人提高胆量，保护后代。如果女人没有怀孕，那是机体在拟态——拟孕态，模拟孕妇身形的目的：一是为了告诉男人别对自己有兴趣，二是告诉其他人我会像孕妇一样"很厉害"。现实也确实是这样，腰粗的女人在工作中都比较能干，也有管理能力，我们也容易被腰粗的女人管理时不动其他心思。

比如：某网红在她腰肥体壮的时候，经常在某平台网上发她的舞蹈动作。她的动作让大家感觉到非常滑稽，为什么呢？因为她是想表现得比较娇柔，但是她拟孕态的腰身这样扭，给我们"易流产"的感觉，非常不舒服，这也是为什么舞蹈演员都会选择腰细高挑的人来跳舞的原因。

同样是长相问题，男女都更关注女人的长相和男人的生存能力，这和男女的生物学使命有关。很有意思的是：我们能比较一致的公认某一类人漂亮，也会有点"心仪"，但在婚配中往往是选择了互补型的人结婚，为什么会这样呢？这是被基因所控制的，这也是基因对美的"理解"。

既然形之本的基点就是我们的"初心"，所以，形而本的基点是随着初心"漂移"的，初心在哪里基点就在那里。

比如：你看到了美女，却想到了倾国倾城、红颜祸水的影响力，那你的基点就远离了"初心"，这就是形而上；如果我们的"初心"就是研究美女的影响力，而没有形而上到阴阳互补、阴柔克阳刚，那这就是形之本的思维。如果我们看到了美女就想到了大数据、标准化，那就是形而下；如果我们的"初心"就是美女的标准制定，那这就是形而本。

比如我们欣赏一幅画。画家想通过这幅画表现的"意思"是他的"初心"；你揣摩画家的"意思"，就是这幅画的形而本；你感悟这幅画的"意境"，就是形而上；你分析这幅画的价值、画法、透视角度、材料、每一个细节的精准度等，就是形而下。

如果就是研究绘画"意境"的，画的"意境"就是形而本。如果你"初心"这幅画好不好看，"好看与否"是这幅画的形之本原；搞收藏的会关注这幅画的收藏价值，搞设计的会考虑这幅画放在什么位置，即"初心"与基点一致的都是形之本。

形而本就是将认知基点定位于既成事实本原的一种中观思维。

形而上、形而本、形而下，共同构成了对既成事实的全面认知。

（二）如何中观思维

中观思维是一个基于逻辑的联想思维。

确立了中观思维的基点是我们的"初心"，也就是形之本原（形而本）。

首先，中观思维的目的不是为了替代形而上与形而下的认知方式。相反，没有他们对事物的全面认知，就很难回归对既成事实之本原的认知。而是要借助他们的"成果"完善我们对"初心"的认知。也就是说中观的认知既要有一定的逻辑性，又要敢于大胆的联想。

形而下的将既成事实"分而析之"各个"子"系统"是什么"。一个"完整"既成事实一旦切割就会变成两个或N个"子"系统，虽然每一个"子"系统都与"完整"既成事实有逻辑关系，但不是完整的既成事实，只能证实既成事实某个局部"是什么"。由于形而下的每一个认知都是真实可见，很容易让人迷失认知的"初心"。更容易因为缺少形而上的宏观视角，而迷失形之本的"意义"。

形而上的将事物抽象出"像什么"，像什么就是"大概"，虽然有助于对既成事实大方向的快速认知，但只能反映既成事实的大概，很容易犯逻辑性的错误。

所以，中观思维是基于逻辑的联想。既不必深陷局部的微观"是什么"的逻辑中，而分裂"初心"，同时犯宏观错误；又不要"玄"在宏观的"像什么"之"象"中，而回不到"初心"，又远离科学，犯逻辑性错误。

那中观如何思维呢？

形而本的中观思维不是为了取代形而上的宏观和形而下的微观思维。而是为了让我们的思维跳出他们的思维桎梏，来审视他们思维的偏差和死角，以便弥补他们思维上的遗漏,回归他们的"初心"——形之本原。

我们已经知道宏观的比类取象,容易做出不符合逻辑的联想,微观的科学思维,容易进入逻辑陷阱而缺乏联想。

所以,中观思维既要敢于比类取象的大胆联想,又要有一定的逻辑依托。既要有一定的逻辑性,又要敢于扩大视野的联想,让逻辑服务于"初心";既要知道这个既成事实宏观"像什么",又要知道这个既成事实的微观基础"是什么",还要回归初心,中观既成事实(形)作为一个整体(形之本原)"为什么"存在。

我们也可以站在生物体的角度去理解各种生命现象存在的原因(形之本原)。才能更好地理解基因赋予我们生老病死的生物学意义,指导我们正确的维护生命体健康。

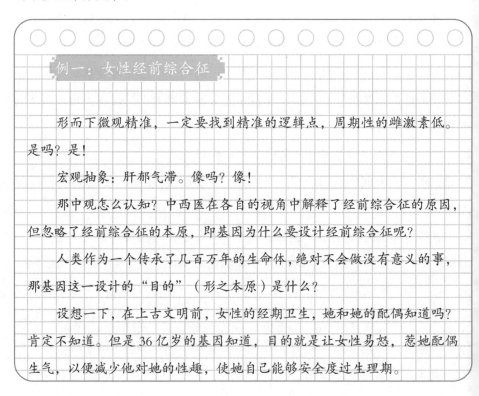

例一:女性经前综合征

形而下微观精准,一定要找到精准的逻辑点,周期性的雌激素低。是吗?是!

宏观抽象:肝郁气滞。像吗?像!

那中观怎么认知?中西医在各自的视角中解释了经前综合征的原因,但忽略了经前综合征的本原,即基因为什么要设计经前综合征呢?

人类作为一个传承了几百万年的生命体,绝对不会做没有意义的事,那基因这一设计的"目的"(形之本原)是什么?

设想一下,在上古文明前,女性的经期卫生,她和她的配偶知道吗?肯定不知道。但是36亿岁的基因知道,目的就是让女性易怒,惹她配偶生气,以便减少他对她的性趣,使她自己能够安全度过生理期。

例二：女性更年期的脾气特别不好

微观精准：50岁更年期雌激素低。

宏观抽象：七七天癸竭肝气郁结。

中观基于逻辑的联想：认为是基因的智慧。目的是惹男人讨厌，因为从此以后女性的身体素质已经不适合怀孕生育了。这时候，基因除了会让女性的性格"变坏"一段时间外，还会让女性的身材或模拟孕妇（拟孕态）或模拟男性（拟雄态），以降低男性对自己的"性趣"。让还有生育能力的男性去找还有生育能力的女人，壮大族群基因传承。

当然基因比我们"想"的周到，让女性在更年期后，对男人的"性趣"也会下降。同时，自己的身体素质、心理心态还会偏男性。但是女人身体素质毕竟不如男性强壮，在远古的时候，在没有男性配偶的帮助下，生存能力会降低。所以基因让更年期以后的女人喜欢扎堆活动，以便在没有男性的帮助下能够独立生活。

而男性生育负担没有女性的重，所以男性的更年期一是不明显，二是来的比较晚。

例三：男孩子在青春期的逆反表现

微观：雄激素突然升高，内分泌调整期。

宏观：天癸至，肝火旺。

中观：基因的意思。逆反期的孩子（尤其是男孩子）会特别讨厌和父母

接上表

在一起。基因的目的一是让孩子离开父母开枝散叶，避免家族成员竞争有限的生活资源；二是在男孩子性成熟以后，出去传播基因，避免族群内近亲繁殖。这时候，基因就会让孩子特别不愿意和父母在一起，也特别敢冒险。设想一下：如果孩子特别可爱，父母不会舍得他走；如果孩子不想走你也赶不走。但是基因把我们该想的都做到了。

例四：三种视角观人的性别差异

形而上宏观抽象，取既成事实之象，比类出"像什么"：男人火之象，有阳刚之气；女人水之象，似水柔情。

形而下微观精准，分解既成事实组成的各个逻辑因子"是什么"：将人的性别分解为无数个精准的逻辑因子。解剖结构、XY或XX染色体、雌雄激素水平、血清素水平、肌肉含量、性格、心理、身高、体重、体脂含量、基础代谢率等。

行而本中观整体"为什么"存在（既成事实的本原）：人类性别差异的原因，是源于两性在生殖活动中的"使命"不同。男人的生物学使命主要是狩猎、保卫家园，女性的生物学使命主要是生育、照顾后代。所以，基因赋予了男女不同的属性、结构、天性、爱好、形象等。其实这个角度看性别差异也是形而上、形而下的起点，只不过他们没有停留，而走向更高深了。

例五：三种视角观女性的压力肥

形而上宏观抽象：肝郁气滞（情绪压力）。

形而下微观精准，分解既成事实组成的各个逻辑因子"是什么"：内分泌紊乱、雄激素高、腹型肥胖、易患卵巢囊肿、卵巢癌。

形而本的中观：生命体为什么在情绪压力下会改变内分泌水平？基因这样设计的目的是什么（形之本原）？

中观认为：女性压力肥，是基因设计好的，一种应对压力的机制。这是一种生物学拟态——拟孕态，目的是给异性一个自己是孕妇的错觉。减少异性对自己的"性"趣。当然男人的基因也"懂"得不要碰这种女人，以免导致"流产"，同时基因还会提高她的雄激素水平让她更有战斗性和抗压能力。性格上变得更有利于工作，而不太在意谈情说爱。

雄激素是女性卵巢分泌的，压力时间过长，会导致卵巢不得不增生(卵巢囊肿）来加大雄激素的合成，并导致排卵能力下降。如果育龄期女性不能排卵，没有生育能力，就会引起机体启动自毁程序（卵巢癌）。因为，基因不会允许一个没有生物学意义的人浪费同类的资源。

如果女性的情绪压力逐渐减少，不再过分操心，当机体感知到安全时，内分泌系统会逐渐调整回归、雌激素水平提高、雄激素水平下降，女性又会回归爱美、可爱、胆小的天性。

例六：三种视角观乳腺增生

形而上宏观抽象：肝郁气滞（情绪压力）。

形而下微观精准，分解既成事实组成的各个逻辑因子"是什么"：乳腺小叶增生、乳腺囊性增生、雌激素高、情绪压力等。

中观乳腺增生之本原：中西医都知道乳腺增生与压力有关。但基因为什么要这样设计呢？而且还要让乳腺增生与雌激素高有关系。

首先，女性的主要使命是生育，男性的主要使命是生存。所以，女性对生存条件及配偶的能力和对她的态度都比较敏感。目的还是为了给后代提供一个良好的生存条件。当生存条件不能满足或老公对她不好的时候，她就会特别容易"生气"，而且雌激素越高的女人越女人，越女人就对生儿育女的条件越关心，就越爱生气。越生气就越容易肝郁气滞，导致乳腺增生。

基因当然知道"生气"的后果，而且乳腺增生本身就是机体为了"配合生气"而产生的结果。

那增生了会怎样呢？肯定是感觉不舒服，尤其是经前期。这是基因给我们的一个警示作用，告诉你别生气。再严重一点乳腺管堵塞就会影响泌乳能力了。在远古，女性没有泌乳能力了，也就没有了养育后代的能力，基因就会为了种群的利益而启动自毁程序。导致乳腺增生转化为乳腺癌。因为我们毕竟也是生物，也要遵从丛林法则。

例七：输卵管阻塞型不孕不育

宏观抽象：肝郁气滞（生气气的）。

微观细节：输卵管阻塞、输卵管炎症、输卵管粘连，与情绪压力正相关。

中观整体：生命体的一种主动的自我保护机制。女人的身体不仅仅会被动受孕，还会主动避孕。如果女性的身体素质过差、心理压力过大，使机体"感觉"到生育会影响自己生命时或后代难以存活时，女的身体就会做出避孕反应。如吵架引起经期改变，压力大导致卵巢囊肿、卵泡发育不全、输卵管阻塞等。一旦这些不良因素消除，机体就会向恢复生育功能方面转化。

其实，我们很多人都会经常用形而本的思维，只是这种思维没有被认真的感知到。只有受过严格形而上或形而下思维训练的人才容易忽略形而本。

自从形而下的科学思维进入中国后，我们国人的思维已普遍是基于逻辑的联想，我们既知道微观精准的重要性，也善于宏观综合考虑。

比如：这次新冠疫情期间，我们既能快速地找到新冠病毒，又能中西医联合干预，还能群防群治，使新冠肺炎在中国得以被快速控制。

而西方人抄作业都抄不好，全是各个精准的点状思维。提出的论点让我们无法理解：政要们急于甩锅中国，而不采取防治措施；甚至还提出了类似于休克疗法的群体免疫，国民们一直在强调自由比生命重要、没病不能戴口罩、超市里面抢手纸等。

面对同样的问题，用形而上、形而下、形而本三种思维模式思考，可以防止形而上容易犯的逻辑性错误、形而下过于教条所犯的方向性错误。

　　形而本的思维模式，让我们知道每一种思维模式都有各自的视角局限，让我们多一个视角看世界，就更容易理解对方的想法。

　　中观思维比宏观思维具象，比微观思维抽象。既能让宏观思维的人理解，又让微观思维的人还能接受；既可以防止宏观思维的非逻辑联想，相信"刀枪不入""水变油"的鬼话，又可防止微观思维天天钻牛角尖、以偏概全、得理不饶人、科学的实现"人类灭绝武器"，而忘了我们人类应该和谐相处。

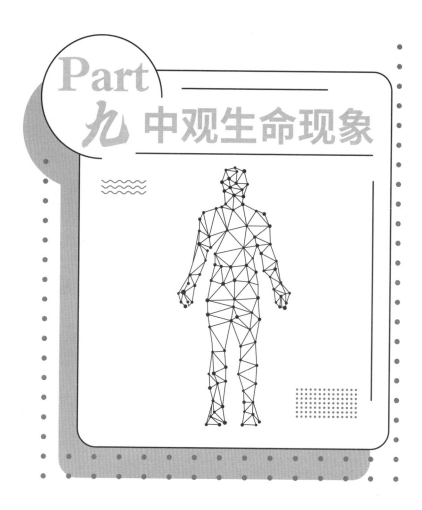

Part 九 中观生命现象

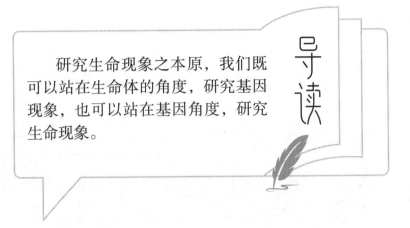

研究生命现象之本原，我们既可以站在生命体的角度，研究基因现象，也可以站在基因角度，研究生命现象。

站在生命体的角度，基因只是生命体的传承工具。

站在基因的角度，生命体是基因的传承工具。生命体来到这个世界的唯一使命就是传承基因。为了更好地传承基因，基因还赋予生命体各种生物学使命。

站在生物学使命的角度来研究各种生命现象之本原，可以将我们的视野放大，以便更好理解生命现象。

必须将基因作为一个"智慧体"，来研究基因赋予我们各种生命现象的本来意义。

因为，生命体的生命都是极其短暂的，而任何生命体的基因都具有 36 亿年的阅历。这个阅历蕴含生命体累生累世的经验总结。

（一）生物学使命

基因传承是生命体来到这个世界的唯一使命，有性生殖的生命体还存在着和什么样的异性合作，繁衍一个健康宝宝的问题。生命体通过基因延续生命体的目的，就是为了将生命体累生累世的生活阅历镌刻在基因里，以便下一代生命体能够不断优化，更好地适应生活环境。当这种适应逐渐由量变积累到质变时，就会产生一个新的物种。

1、个体生物学使命

（1）基因传承

基因传承是基因赋予生命体来到这个世界的唯一使命。

到底是先有基因，还是先有细胞，那是科学家的事。

我想讨论的是基因与生命体到底谁更重要？到底是生命体成就了基因，还是基因成就了生命体？

生命的伟大源于基因的伟大。每一个人的寿命不过百年，人类文明也就几千年。当我们还在思考：我是谁、从哪来、到哪去的时候，人类的基因至少已经传承了几百万年了。没有猿人就没有人，从猿算起我们的基因至少传承了几千万年了。如果从第一个生命体算起，我们的基因已经传承了三十六亿年了。

从古到今我们的生命体生生死死，但我们的基因却生生不息。每一个物种向上溯源，都有共同的祖先；每一个生命个体的基因都经历了 36 亿年的传承。每一个物种和生命个体的基因里，都携带了他们基因链条上的 36 亿年"经验"。人类将我们累生累世经验总结形成了文明；基因将我们累生累世的阅历镌刻在基因上，形成了基因文明，并不断的在进行着优化。

从某种意义上来讲，基因就是我们历任"前世"的经验，"我"就是基因的"现世"，我的后代就是我和配偶的"来世"，是双方基因经验＋双方的人生"经验"的交流。

所有生命体都是为了传承基因来到这个世界上的，完成了使命又会离开这个世界。

所以，每一代的基因都不同。每一族群的基因又会因为这种交流变得"雷同"，当某一个族群被长久的隔离，又会形成种群差异。比如肤色差异。

我们的基因就像一个书写了生命信息的芯片，我们累生累世的生命体就像一个个探测器，不断地将我们收集到的生活信息，输入到这个芯片上。但我们的基因不是一个简单的芯片，而是一个高度智能的芯片，会将生命体累生累世的经验进行云化、智能处理，不断修正芯片上的内容，指导我们的生命体做出相应的改变。每一代生命体的基因信息都会不同，当这个量变达到质变时，一个新的物种就会产生了。

那基因为什么要用生命形式来传承基因呢？把基因信息写在芯片上封存起来，不好吗？或者不要有基因，不要有传承，让我们的生命体永生，不好吗？

首先，基因不可能离开生命体永生，就算病毒也必须从一个宿主到另外一个宿主，才能繁衍。

其次，生命体不可能永生，除非地球环境是绝对零度，生命体会停止代谢，但也不会繁殖，也没有生命了。

某种意义上来讲，我们每一个生命个体更像是基因的奴隶，来到这个世界就是为了传承基因的。

我们很容易知道人类是有智慧的，但是很少人会想到人类智慧也是基因赋予我们。其实基因也是有智慧的，而且是大智慧。我们都是带着基因的使命来到这个世界的：基因传承、基因修正、基因优化。

从地球上产生了第一个细胞开始，亿万生命体，生生死死；万千物种盛盛衰衰。延续至今，不是靠人类智慧，而是靠基因智慧。

在人类产生的几百万年里，能说得出口的人类文明也就一万年左右。在没有文明的几百万年里，我们人类靠基因智慧战胜了风霜雨雪、豺狼虎豹、蚊虫疫病、贫困饥饿、战争动乱、生老病死、婚配繁衍、生离死别。

包括我们进化出智慧的大脑，靠的也是基因智慧。

那基因为什么会让我们进化出如此神奇的大脑？是巧合，还是基因格外开恩？基因自然有基因的法则或智慧。

在这个星球上，从第一个细胞到现在，演化出万千物种，所有的生命体都是按照这个法则繁衍的，每一个新的物种都是在特定条件下适应环境的结果。或者说，任何一个物种如果走了人类以前走过的路，一样会成为人类。如果当年我们走苍蝇祖先的路，我们也会变成苍蝇。

每一个物种所选择的道路，一方面我们可以看成是物竞天择，另一方面我们可以看成是基因智慧。基因演化形成万千物种，一是基因"爱惜"每一个物种，让这些物种能够适应特定的环境繁衍生息。二是为了形成多样性，以便在各种极端环境下都有物种可以生存，提高生命体的抗环境变异的阈值。以免地球环境巨变，导致所有的生命体灭绝、基因断续。在这个层面上说基因是"自私"的，一直在考虑如何保证基因的永续。

也就是说：任何物种都是基因先手的一步"闲棋"。

可以看出基因有多么智慧，基因既有强大的学习能力，又有自我改造能力，或者说：进化是基因的一种主动行为。

否则你无法说清楚，为什么进化都是群体事件。单个个体的偶然突变，很难和整个群体交换基因。而且有性生殖生命个体在选择配偶时，都会自觉不自觉的选择优秀的个体。基因会安排同类物种之间进行交配权竞争，只有优秀的个体才能获得交配权,以免"谬种流传"。

事实上突变往往是有害的,在自然情况下很难存活,也很难争取到交配权。比如:听觉、视觉障碍,在远古自然情况下,就很难发现野兽和被异性青睐。

其实,生命体来到这个世界的唯一使命就是帮助基因探索世界,将信息汇总给基因。

自从地球上产生生命体以后,生命体就在不断的感知世界,并做出适应性改变。同时生命体还会将感知到的信息,传递给基因。基因将生命体"累生累世"获得的生存经验经过云计算,不断地修正基因,改变后代的生命形式,赋予相应的形态、生存方式及与之相适应的本能、秉性。

每一个物种,因为演化的经历不同,基因的经验不同,但都会生成各自独特的本能,尤其是对自己性命攸关的本能。

比如:有人拿狗做实验。一个从未见过老虎的狗,到马戏团空虎笼边上,狗立刻就吓得不敢靠前了,肯定是狗的基因里有对老虎深刻的记忆。

就像狗眼看人低一样。要饭的都有一个标配——打狗棍,因为狗看到要饭的都爱发起攻击。为什么会这样? 很可能是在远古的时候奴隶和要饭的都会抢夺狗的食物。据说猫和狗天生不和,也是因为曾经是资源竞争者。

我们也可以这样基于逻辑的联想一下:新冠病毒,我们的免疫系统为什么反应那么强烈,说明冠状病毒历史上就经常伤害过我们,虽然变异后让我们的免疫系统一下子没有认出来,但是一旦惊醒了基因的原始记忆,免疫系统"储备"的应急系统就会做出强烈的反应。而艾滋病毒和乙肝病毒,估计基因在历史上对他们不熟悉,我们的免疫系统还没有应对机制,所以反应没那么强烈,反而可以在我们的体内长期生存。

其实,这个世界上除了人类可以靠智慧发明工具生活以外,其他所有生命体都靠基因赋予的本能生活。

（2）基因修正

人类是有性生殖的物种，必须男女配合才能传宗接代，但是选择什么样的人配合，这个问题特别重要。

世俗上我们觉得郎才女貌、王子与灰姑娘、门当户对等，都特别美好。其实，基因也会遇到这个问题，这涉及有没有健康后代的问题。已经几百万岁的人类基因一定懂得，如何选择最佳配偶。

如果一个特别暴脾气的人再找一个同样暴脾气的人，再生一个更暴脾气的孩子，几代下来就有可能被人打死。易胖体质再找易胖体质，繁育更胖的孩子也非常危险。这么重要的问题，基因不会不考虑。

其实，地球上所有的物种，包括我们人类的过去，都是靠基因的"驱动"来选择配偶的。

虽然，人类进入了文明期，有了"门当户对"的想法。

但是真正能让我们"心动"的，还是基因给我们的感觉。只要基因发现对的人，一定会给我们"两情相悦"的感觉。也许不是这个人，但一定是这一类人。

所以，配偶问题既是世俗的问题，又是基因的问题。如果双方内心都喜欢，世俗也说得过去，那就是皆大欢喜、喜结良缘。

但是，俗话说：好女嫁赖汉，好男无好妻。现实中我们也常常会发现这一现象，其实这都源于基因匹配动力的强大。

这也可以解释，基因"明明知道""美"与生育竞争有关，却不能都遂女所愿，个个长成大美女的问题。

女人美不美并不是以我们的意志为转移的，而是由基因决定的。我们每一个人的基因都经历了几百万年的修炼，绝对是完美无缺的。

那为什么会有的人特别"美"而某些人"差"一点呢？而且还要让我们能够感知到这些美人的"美"呢？基因的目的是什么？我们是不是也可以站

在生物学的角度研究形象差异的生物学意义?

其实,在女人形象上面,基因比我们要"考虑"的多。首先男人因为狩猎的需要进行分工合作,而设计出不同的人格特质、形象、身形,每一种基因型的男人,就像世界上不同类型的生物物种一样,在团体中找到自己最佳的生存之道,有的外向有的内向、有的聪明有的鲁莽、有的粗壮有的精瘦、有的爆发力强有的耐力好、有的温柔有的粗野。

同样女人集体外出采摘的时候也需要分工合作。如果都是那么柔情似水、娇小可爱的,就无法分工合作了。而且,也是为了在婚育中能够和男性互补,以便繁育经过修正的后代。否则,暴烈的找暴烈的,生一个更暴烈的后代,难免被团队唾弃;娇柔可爱的找娇柔可爱的,生一个更娇柔可爱的男生,难免性别错位,成为别人的男宠或去手术改性别。

其实,找什么样的也不用我们操心。遇到对的人,基因就会让男女双方很有感觉。也许会错过这个人,但是一定是这一类人。

很有意思的是:中国历代比较成功的开国皇帝,都是高头大脸、身材魁梧、抗压力强、杀伐决断很有魄力的人。得天下后,按照世俗的观点,都会找身材苗条、娇小可爱、能歌善舞、很有艺术气质的美女。经过几代的基因稀释后,皇帝们也就变成了身材苗条,艺术、书法、文学造诣深厚,成为没有先天压迫性和领导力的皇帝了。末代皇帝大多是这种艺术型的。

这种情况在自然环境下是不会出现的。但是,皇帝就没得选,只能选择舞蹈演员型的美女,结果皇帝的基因从领导型的人才,逐渐变成艺术型的人才。

如果当年的皇帝能够比较自由的恋爱,或者夫妻中谁是管理型的谁做皇帝,像武则天一样的话,朝代更迭的速率不会有那么快。

（3）基因优化（进化）

地球的环境会改变,生命体的生存环境也会改变。每一代生命体的重要任务，就是不断地获取生存环境的信息。传递给基因，基因不断的云化这些信息，不断地修正我们的生命形式。

比如：我们之所以会成为目前人类这个样子，完全是因为我们基因走过的坎坷历程。

在六千万年前绝大多数恐龙灭绝，个别恐龙进化成鸟类后。我们的祖先的祖先才敢从洞穴中爬出来，大大方方地在丛林中生活。

可能是因为被逼无奈、也可能是嘴馋，逐渐到树上生活。在树上生活必须在枝条间攀爬，食用富含维生素C的嫩芽水果，失去了维生素C的合成能力，偶尔也偷食鸟蛋等富含营养的小动物，所以牙齿和胃也逐渐退化了，身形变的四肢发达。还要关注果实的成熟度，使我们的色彩辨析能力极大地提高。

因为在树上生活，谁也看不见谁，需要不断的语音交流，使我们的发音器官逐渐发达，交流的结果使我们的智商也有较大的提高。

因为一般野兽上不了树，就算上树，也没有猿灵活，所以猿不必特别在意大型食肉动物，以至于我们现在隔着栏杆看野兽都不会怕。但是我们就算隔着屏幕看蛇都毛骨悚然，这是基因给我们所有灵长类动物的本能。因为很多蛇会上树，无声无息的，是我们的天敌，这一切都是基因根据我们生活状态的调整。

本来我们可以慢慢地进化成黑猩猩，不要为现在你是什么主义、我是什么主义的事所烦恼。

但是天不随猿意。六七百万年前，受地球板块拉伸的影响，形成了东非大裂谷。而我们的祖先正好在裂谷的东部干旱部分，干旱导致树林稀少，不得不下到陆地上来生活。这时候的我们，身长腿短。追不上羊、跑不过狼，吃不了草。这么复杂的生活环境，让我们必须群居，做更复杂的交流，进一步刺激我们大脑的发达。

好在裂谷下有湖泊，鱼和贝类比较多，牙齿不好的祖先也能咬得动。长期在岸边、水里生活的结果,导致体毛逐渐退化,产生了皮下脂肪。因为在水里,皮毛不如皮下脂肪保暖。鱼和贝类富含氨基酸和欧米伽3脂肪酸,使我们机体逐渐失去了合成8种必需氨基酸和欧米伽3脂肪酸的能力。欧米伽3是我们脑神经的重要物质,富含欧米伽3的饮食给我们大脑发育提供了重要的物质基础,同时水中岸栖的复杂生活更进一步促进了大脑的发育。

好景不长,这样过了四五百万年后,在二三百万年前,还没等我们进化成水生哺乳动物。也许是"人口"发展太快,产生资源竞争,导致我们的祖先陆陆续续离开了非洲大陆向北迁徙。

这时的我们更惨了,我们还没有进化成肉食性的动物,还得吃嫩草补充维生素C;我们也不能完全吃草、不吃肉,因为我们不能合成肉食中比较多的8种必需氨基酸;牙齿和胃肠也进一步退化变小,消化不了草,咬不动兽皮、草籽;我们还没了毛皮,越向北半球走越冷,既抵御不了寒冷,又抵御不了酷晒,更抵御不了蚊虫叮咬。

好在天无绝人之路,我们的大脑已经比较发达。恶劣的生存环境,让我们不得不相互交流、学习、发明工具。让基因感受到到大脑的重要性,不断地强化我们的大脑。使我们成为现在的人类。

或者说我们之所以进化出发达的大脑,是因为我们的其他本能已经无法让我们这个物种存活下去了。

最后迁到寒带密林生活的人,因为缺少紫外线、空气寒冷、干燥,逐渐演化出皮肤几乎没有色素、高鼻梁、体毛浓密、耐寒、皮脂腺旺盛的人;我们黄种人在温带生活体质特点在黑人和白人之间,而黄种人靠南方的略黑一点、北方的略白一点、高原的抗缺氧一点。

自从基因赋予人类有了智慧的能力,人类的医学水平、营养水平、抵御自然灾害的水平得到空前发展,使我们人类的种群数量迅速发展壮大起来。

但是，维持人类这种高水平的生存能力，靠的是资源的大量消耗，首先是环境污染，会影响人的生存。

其次是营养的过剩、运动的减少，生活节奏的过快，导致代谢性慢病、抑郁症等精神性疾患增加。

而人类数量的过分发展，随之而来的是资源竞争，甚至是世界大战，人类所谓的文明史几乎都是伴随着多次灭族战争进行的。

2、族群生物学使命

族群是由亲缘和血缘关系组成的团体，基因不可能过于"自私"，必须和配偶合作才能繁衍后代，并形成家族、部落。在族群中必须相互帮助才能提高大家的生存能力，促进族群基因共同扩大。

所以，族群基因传承具有一定的"利他"性和"自律"性。

比如：成年人更"利他"一点，显得老成持重有依靠感；女人相对于男人也会"自私"一点，因为女人也是族群发展的希望；男人就必须"利他"一点，如果一个男人特别自私、胆小就会给别人没出息的感觉。

男孩子的逆反期会非常惹人讨厌，不听家长的话。

女孩子的逆反期没有男孩子那么可恨，但是逆反期也比较大胆，特别想和男孩子交往，基因的意思非常明确。

女性的更年期也是基因的智慧，目的一是保护已经衰老的女性身体。二是为了让有生育能力的男人，继续去完成物种种群扩大的使命。

人类是群居性物种，必然存在分工协作的问题。因为人是高智慧生物，所以，分工协作会更加复杂多样。基因赋予我们实现使命的必然条件：

天命（使命）：我们除了有传承基因这个第一使命。为了分工合作，基因不仅赋予我们性别差异，还赋予了我们在团队中的特定角色。

天体（硬件）：与使命相适应的身体结构。

天性（软件）：与使命相适应的人格特质。

欲望（驱动）：实现使命的心灵需求。

表象（标识）：被他人识别的系统。

直觉（识别）：识别他人的系统。

专业（知识）：后天所受的教育。

结果（身份）：先、后天共同的作用。

比如：有的人特别喜欢管人，有的人特别不喜欢招事。有的人行为莽撞、先做后想，有的人思维缜密、光说不做。

比如：我们的体质也不一样。有的人耐力好，有的人爆发力好。在远古的时候，爆发力好的人适合投掷和快速追击猎物。但是爆发力好的人耐力差，耐力好的人适合长距离追击受伤的猎物。其实我们的身材、性格、听力、视力、思考力、反应速度、记忆力、专注力、领导力、执行力等的差异都是基因设计好的，目的还是为了族群分工合作，发挥各自的特长，达到一加一大于二的效果，更好地应对环境和生存压力。

先天角色(天职)大致可以分为十大类: 团队思想控制型、团队行动控制型、团队关系控制型、团队灵魂控制型、艺术型、技能型、科技型、风控型、英雄型、劳模型。

但是人的先后天的角色并不完全一样，有时候还正好相反，这样就会遭到"基因"的抵制，做事时"心里"不舒服，办事效率低下。

如果先后天的角色能够高度契合，个人的能力就能最大化的发挥。

如果团队能够按照先天角色搭建,这个团队的效率就能得到极大的发挥。

比如：思想控制型的，在社会上也许就是一个普通工人，但他当工人的时候也一样喜欢给人洗脑，天天挑领导的毛病。如果先天角色与后天角色吻合，这个人的能力就会得到充分的发挥。

在这个社会上，成功的个人往往是按照先天角色做对了自己，成功的团队往往是按照先天角色搭对了人。

而这种分工，在自然情况下，人们都会根据直觉自动找到自己的位置，搭建出高效率的团队。一旦团队形成体系，就会形成制度化管理，新加入的人会被要求成为螺丝钉，个人天性就很难释放，劳动效率就会下滑。

比如历朝历代开国元勋们，在早期造反的时候大家都是草根，没有显赫的后天角色，大敌当前，团队搭建自然而然的按照天性进入各自位置，最后战胜按照固化的社会文明体系搭建的团队。

比如，刘邦之所以成功是因为他的团队是按照天性自然形成的，他说："夫运筹策帷帐之中，决胜于千里之外，吾不如子房。镇国家，抚百姓，给馈饷，不绝粮道，吾不如萧何。连百万之军，战必胜，攻必取，吾不如韩信。此三者，皆人杰也。"他们这些能力是学出来的吗？不是，而是天性＋释放天性的机会！

改革开放的早期，也给那些天性抗压力强、有领导力的人创造了天性释放的机会。而被体制束缚的人就很难发挥自己的天性，自然很难战胜这批天人合一的团队。西方体制下的企业，也一样不适应中国新兴企业家的打法。但随着经济的发展、制度的完善，个人的天性就会被逐渐制约，优秀的企业家也就越来越难以出现了。

既然是天定（基因赋予）的角色（天职），基因会给我们内在的驱动和外在的表象，以及直觉别人天职的能力。

我们看到的都是这些开国帝王如何会用人，有魄力，但是很少有人看到这些帝王们普遍都是高头大脸的人。所以，古人说额头宽高的人是反骨相，这是在封建体系下的认知，因为任何帝王都不喜欢有人造反。

其实，现代高头大脸的人普遍给人有压迫感，喜欢控制人的思想或行为，关键是我们大多数人还很受用这种感觉。

这种人在社会上或正派或反派，非常容易成为对社会有影响力的人。

其实，自然界同类动物之间，头越大、眼越大的越易成为王者。

但是我们的基因知道这一点，在需要影响力的时候会装相，比如一吵架就会瞪大眼。

许多动物基因也知道这一点。比如雄狮用鬃毛来扩大脸面；猫头鹰的头部通过羽毛来显得头大，来提高威严；眼镜蛇和一种伞蜥蜴在愤怒或惊恐时会撑起颈部皮肤显得脸面很大，也确实给我们压迫感。

而人类中喜欢操控的人，往往是脸大的人，有的人天生脸不够大，就通过脱发，将头皮成为脸的一部分，来提高影响力。

所以，有"十个秃子九个富，还有一个开当铺"的说法，因此，给人感觉：聪明的脑袋不长草。

其实，秃子显得脸大，和影响力有关，与聪明无关。大家有没有发现脑力工作者秃子少：白领、工程师、机关公务员、教师、医生、记者、科学家、历届高考状元、诺贝尔奖得主等。

3、种群生物学使命

我们每一个生命个体都是为了扩大种群，而来到这个世界的。

当我们的存在对种群发展有意义的时候，基因就会让我们"活着"。

当我们的"牺牲"有利于种群发展的时候，基因就会让我们"牺牲"。

当我们"活"的太难、成了种群的累赘、失去了扩大种群的意义的时候，基因就会启动自毁程序。

比如：心理压力太大，基因就会让我们变得特别消极、患抑郁症、反社会、自杀，以及患免疫力低下、不孕不育、肿瘤等。

当我们"活"着成了种群的祸害时，基因也会启动自毁程序。

比如：吃得太多，浪费种群资源，就易患糖尿病、高血脂、痛风等。

所以，基因不会让我们死乞白赖的活着，活着需要对种群扩大有利。

同一物种的生命体都是亲戚，既相互竞争、又相互依存。

一方面他们会共同应对其他物种的伤害。比如：这次新冠病毒就是我们全人类的敌人，大家都在找应对病毒的方法。

另一方面，为了优化种群基因，种群内部也会发生竞争：生育权、生存权、生命权竞争。除了我们人类，一般都是良性竞争，甚至，为了种群的延续，很多个体会做出巨大的牺牲。

比如：雄鹿在发情期会发生打斗，但是都不会影响生命。

比如：北欧有一种旅鼠，繁殖率特别高，一对旅鼠，理论上一年可以繁殖 100 万只。在数量急剧膨胀之后，会发生一种现象：所有的旅鼠开始变得焦躁不安，到处叫嚷，跑来跑去，并且停止了进食。此时的旅鼠们勇敢异常，充满挑衅性，肤色开始变红。它们聚集在一起，忽然有一天，开始向一个方向出发，形成一队浩荡的迁移大军，一直走到海边，然后从悬崖上跳进大海。为什么要这样呢？为了旅鼠物种的延续。因为再繁殖下去，旅鼠都会饿死。每次都会有少量的旅鼠留下来，继续复制这一过程。

人类不会用这种伟大的方法维持种群发展，历史上主要是靠战争相互杀戮、进行掠夺，这也是人类的悲哀。

作为生命体，我们必然存在着生老病死的问题。基因当然知道我们因何而病、为何而死，在种群利益面前，我们每一个个体，维护物种发展才是我们的伟大使命。

为了人类这个物种得以长期延续、抵御各种风险，基因按照其历史经验设计出了各种类型的人。

比如：有的耐寒、有的耐热、有的耐饥饿、有的耐疲劳、有的胆大，甚至有的对某些病菌天然免疫。有的人怎么吃也没问题，有的人生活没压力就难受。

这些可以理解为基因智慧：为我们人类先手的战略储备。因为我们人类的生活环境也会发生剧烈的变化。经常会遇到灾害、战争、病菌、饥荒等。

所以，养生不能千篇一律。一定要了解人的差异性，只有做对了自己才能养生，即所谓的"维态养生"。维护人体的最佳状态，维护人的最佳生存状态。

4、物种生物学使命

地球上所有的物种都是来给基因"探路"的。

地球上所有的物种都是从第一个细胞传承下来的，所以，都是亲戚，种群之间也会既相互竞争又相互依存。

基因设计我们生物多样性的目的，就是为了应对地球环境巨变的战略储备。

自从36亿年第一个细胞诞生至今，虽然没有任何一个物种能够从古到今，绵延不绝。虽然有个别物种能够盛极一时，又烟消云散。但地球上的生命体还是生生不息、绵延不绝，进化出了万千物种。

虽然我们人类显得比较"高级"，那也只是我们人类自己的想法。任何物种都不会"认为"自己不好，否则，他们为什么要演化成那样，而不演化成人类呢？其实，每一个物种都找到了他们的最佳生存方式和生命形式，粪便中的蛆和我们人类谁的选择更正确？

那谁在操控我们演化呢？环境压力、生物竞争、基因智慧？

对于生命个体来说，当然是寿命越长越好。但生命个体的寿命越长，性成熟期就越晚，导致这个物种的迭代率越低，基因的学习机会就越少，物种适应环境改变的能力越差。当生存环境改变速率超越了这个物种基因适应速率时，这个物种就会灭亡。

对于物种来说，生命个体的寿命越短，性成熟期越短，基因学习总结的机会就越多，这个物种适应环境的应变性就越强、就越不容易灭绝。

比如细菌对抗生素的适应、疟原虫对抗疟药的适应、昆虫对杀虫药的适应。当一个物种过于强大，强大到其他物种难以生存的时候。

基因就会启动"种群协调"机制。因为这个世界上所有的物种都是"亲戚"。"老谋深算"的基因绝对不会允许任何一个物种过于强大，影响物种的多样性。如果地球上的物种过于"单一"的时候，地球大环境一有风吹草动，就有可能造成地球上所有物种的灭绝。

所以，当某个物种过于"成功"的时候，这个物种的自毁程序就会启动，这个物种的寿命就会越来越长，体积也会越来越大。但是这个物种基因适应环境改变速率的能力会越来越低，一旦环境巨变就容易灭绝。比如地球上五次生物大灭绝，活下来的都是当时"弱势"物种。

当然，阅历丰富的基因非常"明白"这个问题。会给每一个物种适应环境巨变的"潜能"，不至于环境稍微一变就灭绝。在一定的阈值内，当生存环境不利于这个物种生存时，这个物种就会通过缩短生命的方式，来缩短性成熟期，以便加强迭代速率，给基因更多的学习"机会"。

比如：有人将北方的大白菜，引种到西沙群岛时，大白菜会长成一个小苗，并在 14 天内开花结籽，目的还是为了快速迭代、给基因快速学习的机会。

所以，我们每一个生命个体都是基因释放到这个世界上来的"触手"，目的是给基因提供环境信息，而基因才是整个生物界的主宰。

对于任何生命体来说，只有一世。但对于任何物种来说，都会随着生存环境的改变，而逐渐改变。当这种改变达到质变时，就是一个新的物种。所以我们看到的是老物种的灭绝，和新物种的产生。但对于基因来说，并没有断裂，只是信息更丰富了，基因比我们想象的还要"聪明"的多。

其实人类这个物种也在不断地为适应环境发生改变，比如：更适应高温环境的黑种人，更适合低温环境的白种人，南方的黄种人略黑瘦一点、北方的黄种人略白胖一点，高原环境的种族更抗缺氧一点。

但是人类适应环境改变的能力正变得越来越差,因为我们通过消耗自然资源,给自己创造了一个非常舒适的环境。随着工业化的普及,人类生存条件越来越统一、越来越舒适,人类种系的差异将会越来越小。寿命也会越来越长,体型也会越来越大。性成熟期越来越长,基因的应变速率会越来越低,生育意愿和生育能力也会越来越低。

比如:野生牡丹花被人工驯养以后,生存环境太好,干脆把花蕊变成花瓣,失去了繁育能力,任何物种都一样。

目前发达国家和地区的人,繁育后代的意愿都在下降。男人精子数也在持续下降,女人一旦个人的生存能力提高、婚姻的欲望就会急剧下降,人口也已经开始负增长。

就算我们在地球资源耗尽前还没有灭绝。但是等到地球资源耗尽的时候、或环境温度、含氧量稍加改变的时候,我们一样会灭绝。因为,那个时候,我们普遍身高三四米、寿命二三百岁,只能在摄氏 26 度、含氧量 21% 的狭窄物理区间生活。

如果正好有一个原始部落,没被我们现代文明污染,这个部落又会重复人类的文明史。

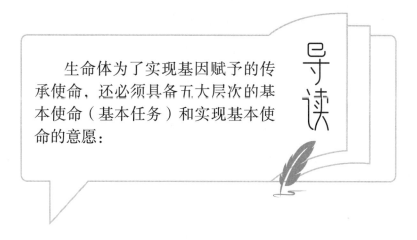

生命体为了实现基因赋予的传承使命，还必须具备五大层次的基本使命（基本任务）和实现基本使命的意愿：

（二）基本使命与人类的需求层次

第一基本使命是生命：一个活的生命体是基因传承的基本条件，每一个生命体都有维护生命的使命和需求（意愿）。

任何生命个体的都是为了传承基因来到这个世界的，但前提是生命体有生命的活力和自我维护生命的能力和意愿。

一方面基因给生命体设计了：自稳、自愈系统，以便维持体内神经体液平衡和创伤修复功能，以及在更高层面维护生命体健康的经络系统。

另一方面，基因还会给我们设计了向往健康的内在驱动和外在表象。

比如：怕死、怕孤单、怕黑、恐高、怕蛇、怕饿、怕累、怕困，喜欢甜甜的糖、香香的油、鲜鲜的肉、舒适的生活环境等。

比如：我们都喜欢自己或朋友性格上积极阳光、身体健康、体型完美、身强力壮,喜欢了解医学、养生、保健知识等。

维护生命也是孩子的第一使命。所以,基因会让孩子特别可爱,让大人们不由自主地喜欢他、照顾他。

我们都希望长生不老,也特别敬仰意志顽强的患者,救人性命的英雄,救死扶伤的医生,长寿的老年人。

当我们的存在有利于个体、族群、种群健康发展的时候,基因就会让我们活着,否则,就会优胜劣汰。基因不会让一个对个体、族群、种群基因传承没有意义的个体,活在世上浪费资源。

中、西医都是维护生命体的。中医养生的目的是长寿,西医治疗的目的是结构功能的正常,异曲同工,却也千差万别,但都是站在各自文明体系维护生命健康。

其实,任何生命体都有维护个体生命的本能。我们所有的医疗手段,只不过是在生命体还"想"健康的基础上的所作所为。

第二基本使命是生存:维护生命体生存的使命和需求,成年男性承担更多的生存使命及实现生存的条件和需求(意愿)。

生存是生命体的第二需求。有了生命力才会有改善生存条件的需求。没有生存能力就无法养育保护后代。

所以,人类从出生开始就不断地适应生活的环境、学习各种人际交流及生存技能。

学习能力也是一种本能,基因通过好奇心和求知欲驱动我们学习。学习不仅仅是思想层面的知识,还有肌肉记忆,免疫系统、消化系统的适应等。

肌肉记忆:用筷子吃饭、写字、口音、行走、游泳、攀爬等。

免疫记忆:免疫系统的功能是在和病菌的斗争中成长起来的。长期在一个相对固定的生态环境、菌群环境中生活,会使免疫系统逐渐适应这一类环境及菌群,一旦去到另外一个环境就有可能水土不服。

消化记忆：长期食用一种食物会使我们的消化系统产生相应的消化酶，使我们习惯于这种食物。比如南方人适应大米、北方人适应面食等。所以，饿了以后，南方人想米饭，北方人想面食。

有意思的是：酒鬼饿了想酒精。因为长期酗酒，人体的热量主要是通过酒精供给，让机体将补充热量与酒精联系起来了。

生存是男人的第一使命。所以，基因赋予男性身强力壮、勇于冒险、争强好斗的特质。因为男性承担了更多的维护配偶、后代生存使命，在男人没有生存能力的时候，结婚生子的欲望就会降低。

当然女性也会喜欢成功的男人，这个无可厚非，因为女性的主要使命是生育，生养后如何养活后代，必须有男性的帮助才能减轻压力。如果女性都喜欢生存能力差的男人，那男人就会失去奋斗的动力。

相对来说，女性的生存能力在自然环境下比较弱，尤其是在女性怀孕、哺乳、养育孩子的时候，女性对生存的需求远远大于男性。因此，身强力壮、事业有成、比较大方的男人就比较容易受到女性的青睐。

当一个女性的生存能力获得极大成功的时候，女性的结婚欲望就会下降。

虽然男人的第一使命是生存，但男人的生育需求远远大于女性。这些使命和需求不需要我们去教育，基因会给我们暗示：如果一个男人事业无成，却天天招蜂引蝶，就会被人看不起，而女人事业不成功，一门心思谈情说爱，我们并不难受。

而男性之间会自发的进行生存竞争，在一起喜欢比学业、比事业、比收入、比肌肉、比胆量等。

第三基本使命是生育：维护生命体生育的使命和需求，成年女性承担更多的生育使命及实现生育的条件和需求（意愿）。

生育是生命体的第三需求，一个病入膏肓、贫困潦倒的人是不会有婚姻需求的。生育是基因的第一需求，是女人的主要使命。基因也赋予了女性更多的生育设备与功能。

因为女性的第一使命是生育。所以,女性在一起容易进行生育竞争,竞争什么?竞争谁更年轻漂亮、谁更温柔可爱。因为年轻漂亮在基因眼里是生育能力的重要指标,温柔可爱是家庭关系好坏的重要指标。当然男人的基因也知道,会驱使男人更加关注年轻漂亮、温柔可爱的女性。

古今中外、不分男女都很在意女人的形象,因为"美"与生育意愿、生育能力密切相关。

从生物学角度看女人美的三大要素:一是雌激素水平,二是年龄,三是心态。

一是雌激素水平:雌激素水平越高的女人,越"女人",也越漂亮。皮肤好、腰也细。腰细是向异性暗示自己还没怀孕,男性也会自然不自然地喜欢腰细的女人。因为在远古的时候,男人女人都没怀孕了的科学认知,都是按照本能(基因智慧)的驱动行事。男性的基因肯定不愿意女性吃了他的"羊",生了别人的孩子,所以,腰细是刺激男性"性趣"的重要因素。

腰细的核心就雌激素水平高,雌激素具有将腹部的脂肪向胸部和臀部转移的功能。人妖就是从小注射雌激素长成了"女人"样,形态上、心态上也会女性化,比很多女人还"女人",所以,雌激素水平高低是女性漂亮与否的重要基础。

雄激素具有将女性脂肪向腹部转移的作用,怀孕和女性压力大都会导致雄激素高而使腰变得比较粗。青春期以前和更年期以后雌激素水平都比较低,腰就比较粗。

二是年龄:当然越年轻,身体素质越好,越易生养,女人在整个生育期都非常美。

所以,我一直在想:女性的最佳生育年龄是多大?如果抛却社会文明因素。站在基因的角度来说:应该就是女性身体柔韧性最好(不容易难产)、最漂亮(易被异性关注）、最可爱（易得到异性的关爱）、最懵懂（容易接受异性的追求）的年龄。基因当然知道女性漂亮的结果是什么，机体敢漂亮就不怕生育。

三是意愿：女性对生育的基础条件最为敏感。身体素质好、爱情生活圆满、生活条件好的女性，生育力就强。

如果生存压力大、环境不好、身体素质不好、心理压力大、情绪不佳，都会影响女性生育能力。

这也可以解释为什么男性好美色、女性好钱财(安全)，男性被女人的温柔、美色吸引而想结婚，女性被男人的靠谱、成功吸引而想结婚。

不要以为生育期的女性只能被动的接受孕育，其实，女性的身体还应该有一套应激"避孕"系统。

表现在形体拟态：腹型肥胖像孕妇，干瘦像男人，脸上长黄褐斑，性格上也更加男性化，易患不孕不育症、性意愿也会降低。

基因的目的就是让不适宜生育的女性变丑，减少男性对自己的注意，以便减少怀孕概率。长期压力大还会引起甲亢、甲减、内分泌紊乱、抑郁症、乳腺增生、不孕不育、卵巢囊肿、子宫肌瘤等疾患，甚至还会引起妇科癌变、牺牲生命。

我认为女性养生的第一要务是不"生气"，否则，当女性的身体感觉"不好"的时候，就会主动避孕。

比如：雌激素高与乳腺增生。

在正常社会里，医疗条件、营养及生存条件都没问题，影响女性健康的主要因素是情感压力。

西医发现雌激素高的女性易患乳腺增生、乳腺癌，中医发现乳腺增生、乳腺癌是因为肝郁气滞，就是长期生气排解不掉的意思。

西医的治疗是抑制雌激素的药物或补充雄激素，中医的治疗是疏肝理气。

雌激素越高的女性越漂亮，越有女人味。一个特别有女人味的女人，在远古的时候会怎样？基因知道吗？肯定知道。结果肯定是吸引更多的男性注意，更有机会获得富含雄激素的精液和生儿育女的机会，所以，也不存在乳腺增生的问题。

但是，雌激素越高的女性对情感及性的需要越大，越容易因为生育"任务"没有实现而"生气"。生谁的气？当然是配偶的了。机体感觉到压力，会各种方法自动降低生育水平。

生命体不会做任何没有意义的事。雌激素高的女性当然不会通过降低雌激素和"毁容"来疏远男人的，因为基因知道她的身体需要大量的雄激素和生儿育女来中和自己的雌激素。所以最便捷的办法就是乳腺增生，导致奶水不足。在远古的时代，必然导致惹她生气的这个男人的后代被饿死，以便引起其他异性的注意，重新开始生育活动。

但如果女性长期生气，乳腺增生迟迟得不到解决，在育龄期泌乳能力不足就难以繁育后代，影响基因赋予的生育使命，基因就会启动让这个生命体自毁的程序：乳腺癌。

再比如：输卵管阻塞型不孕不育。

这是西医的发现，中医认为是气滞血瘀。西医当然会做疏通术，中医当然会进行疏肝理气、活血化瘀。

如果站在生物学角度，女人不但有"生"也有"育"的使命。如果女性心理、生理压力过大，基因就会主动采取避孕措施。在农村养过鸡的都知道，母鸡受到惊吓都会减少甚至停止生蛋。

人类也一样，而最便捷的办法就是输卵管阻塞。如果压力不消失，输卵管就很难疏通。所以，我们经常会听到输卵管阻塞的女性，做通水疏通做不好，吃药也解决不了。后来放弃了怀孕的想法，抱养了别人的孩子，结果过了几年怀孕了。

第四基本使命是养生：更高层次的生命维护。当实现了生存、生育使命后，生命体维护自身健康的意愿（需求）就会更加强烈。比如老年人会特别关心养生。老年人存在的意义在于其人生经验，可以为后代提供生存、生育知识。

第五基本使命是死亡：死亡是利他的。当我们失去了维护种群发展的能力后，基因就会启动自毁程序，让我们离开这个世界，以免我们活着浪费同类的资源。

死亡是基因给我们生命体设计的一种退出机制，目的为了在有限的资源下如何发展壮大我们的物种。在基因"眼里"生命体就是它的"奴隶"。当我们活着对物种发展没有意义的时候，基因就会启动自毁程序，"主人"绝对不会让光吃不干活的"奴隶"存活。

基因给我们每一个人身上都装有一套"自毁系统"，最基础的就是端粒体。端粒体就像一颗定时炸弹，我们的细胞每复制一次，端粒体就短一点。有科学家用肺成纤维细胞进行体外培养，发现细胞每2.4年复制一代，共复制50代，端粒体就短到不再允许细胞复制了，以此推测人类的终极的寿命是120岁左右。

当然这是用单细胞做的实验，实际上我们大多数人还活不到120岁。一般来说多细胞的生命体，比单细胞的生命体寿命长，否则我们也没必要进化成多细胞生命体了。

这是最理想的状态，但在人生道路上，我们还会意外受伤、感染疾病、渐渐衰老、身体素质太差、生存不易、心情不好等。这时候我们的寿命虽然还没有到设计极限，但是基因已经检测到我们生活很艰难。首先会启动"自稳""自愈"系统进行调节，当基因"觉得"调整不过来的时候，就会启动"自毁"系统，以免这个生命体活着浪费族群资源，给族群添麻烦。

比如，女性压力过大的时候，机体就会调整内分泌系统。有些人通过提高雄激素的释放来抵抗压力。雄激素提高后，抗压能力就会增强。机体也会随之调整外在的状态，变得比较男性化：孔武有力、豪爽、大气、不娇气、领导力强等。这还不够，基因还会让女性变得腰粗，模拟孕妇的样子（拟孕态），以便让男人对自己不感兴趣，耽误男人扩大物种种群的任务。为了防止男人万一对自己感兴趣，机体还会让女人卵巢囊肿、减少排卵或不排卵。如果一个育龄期女人长期不能排卵，就很难完成她的生育的天命，当基因觉得难以康复时，就会启动自毁程序——卵巢癌变。

比如：饱食终日的人就易导致代谢性疾患：糖尿病、高血脂、高血压、痛风等。这些所谓的慢病其实是机体对我们"多吃多占"的一种惩罚，是基因自毁程序在启动。所以，如果不了解基因的"意思"，不改变生活方式，单纯靠吃药，只能控制病情，成为慢病。

死亡是为了族群发展的利他行为。当一个生命体的存在，对物种种群的扩大没有太多意义的时候、衰老到成为团队的累赘的时候，基因就会启动自毁程序。为了让老年人离去时，家人不那么痛苦，基因会让人变"丑"、变糊涂、甚至变"坏"，变固执、不那么讲道理，让我们在心理上产生"厌恶"感。

为了让老人减少对死亡的恐惧，会让老人越来越糊涂，而他自己会变得越来越"自信"，越来越自以为是。而且不爱在家里待着，喜欢离家出走，又找不到回家的路，忘了自己是谁。

其实这都是基因的智慧，这种现象在哺乳动物中比较常见。

比如：自然散养的猫、狗，以及大象等都会死在外面。这是一种伟大的"利他"行为，是为了防止死在家门口，导致族人直面死亡，使亲人过分痛苦，以及引来食腐动物或瘟疫。

当然，这都是文明前产生的一种本能，进入文明社会以后，也不会随意让老人走失了。人们会用掩埋的方式、保护亡者的遗体，并用宗教来慰藉亲友故去的痛苦。

但是，毕竟人类产生的 280 万年里，文明社会也就 1 万年左右。基因的记忆还没完全消失，还在操心我们老了该"咋办"。不过不能小瞧基因的智慧，我们没想到的，基因往往都做到了，毕竟基因才 36 亿岁，还是年富力强的"年轻"人。

基因驱使我们实现五个层次的基本使命和需求（意愿）：生命、生存、生育、养生、死亡，但是需求和基本使命在不同的年龄性别阶段并不是都保持一致。

比如：女性的基础使命是生育，但她的需求是生存；而男性正好相反，基础使命是生存，需求是生育。这样就驱使男女互补产生爱情，完成基因传承。当一个女性自身生存能力很高时，她的结婚欲望就会下降。当一个男人生存能力很差的时候，就很难被女性青睐，这不是女性的自私，因为女性的生存能力差，为了后代的健康，她必须选择生存能力强的男性传宗接代。同样，女性的生育能力很差的时候，比如年龄过大，雌性特征不明显时，男性追求的欲望就会下降。

这五大需求和马斯洛的通过科学统计出来的五大需求不同，是通过中观思维站在生物学使命和生命体的暗示推演出来的。

生命是第一需求，一个病入膏肓的人，对工作和婚恋的欲望就会下降。

生存是第二需求，贫困潦倒的人，尤其是男性，结婚生子的欲望就会下降。

生育是第三需求，当女性感到非常不安全的时候，生育力和生育意愿（需求）就会下降。

养生是第四需求，功成名就、儿孙满堂后，才会关心自己的健康。

死亡是第五需求，是基因主导的退出机制，并让我们越老越丑、越老越糊涂、越老越固执，以便我们离开人世时，能够失去对死亡的恐惧，避免后代过于"伤心"。

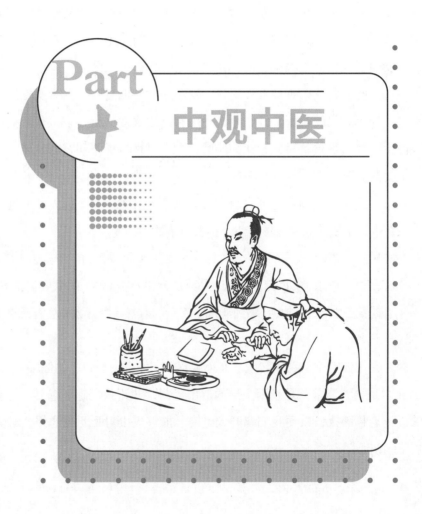

Part

十

中观中医

导读

如果站在西医的视角，肯定看不懂中医；如果站在中医的视角解读中医，西化的我们肯定听不懂，我们只有跳出他们的视角才能更好地读懂中医和西医。

历史上还没有哪一种医学理论，经历了 5000 年的发展和检验。中华民族传承至今，之所以还如此繁茂，全有赖于中华医学的默默庇护。

在中国大门没有被西方炮舰打开以前，我们的思维习惯基本是一致的，对中医也没有任何怀疑。我们病了以后一定会请郎中，如果病看不好，我们会怀疑这个郎中的水平或自认命数已尽，但决不会怀疑中医学。

然而，随着西方列强枪炮而来的西方思想，以及相伴而来的西医学，却几乎使中华医学陷入了灭顶之灾。

西医的那种机理明确、疗效确切、解除痛苦立竿见影的医学模式，使国人大开眼界，进而导致西化的国人产生了对西医的迷信，以至于梁启超被割错了肾还为西医唱赞歌，那时整个民国的精英都要废处中医。

病了以后是看中医，还是看西医呢？每当我们病了以后，就多了一种选择，多了一种选择也就多了一份烦恼。

目前，我们绝大多数人嘴上还能认同中医，但真病了首先还是去看西医，西医实在没办法了才会去看中医。

虽然我们从现实中也能感受到中医的有效性,从民族感情上也愿意为中医辩护。但是,面对西医的质问,我们大多数中医又说不出什么足以让西医闭嘴的道理。如果不是中医的疗效在那里明摆着,中医早就被不明不白地灭了。

目前最让中医哑口无言的是:强势的西医用大家都认为放之四海而皆准的形而下的科学思维,去评判形而上比类取象的中医对错。

形而上的思维模式自辛亥革命后渐渐地被我们摒弃,慢慢地中医的很多话我们听不懂了。我们很多科班出身的中医,本身就是从已经被形而下思维影响的科班中医院校毕业的。

所以,这些被形而下化的中医师们也试着用形而下的方法来证明形而上的中医是多么的形而下。

如果大家都站在各自的视角里、根据各自的视野所见所闻,去评判对方,就如鸡同鸭讲,怎么可能呢?

所以,必须站在中观视角的层面看中、西医,才能看懂他们差异的原因。

(一)中医科学吗?

科学是方法论,不代表正确。

从晚清到民国到现代,许多被西化的名人都不相信中医,国外的许多财团也心怀叵测,刻意打压中医。

不相信的原因是认为中医不科学。

那中医科学吗?中医肯定不愿意说自己不科学,因为现代中国,"科学"

已经是"正确"的代名词了。

所以，现代中医也在努力用科学的方法证明自己的正确。但是很困惑，你拿号脉诊疗怀孕，他拿早早孕试纸跟你比；你拿疗效跟他说事，他拿循证医学跟你说事；你拿副作用说事，他给你找出一两个有毒性的中药说事；你拿综合调理说事，他拿精准医疗说事；你拿养生说事，他拿功能医学说事；你拿循证医学说事，他说你方法不单一、药材成分太复杂。这时中医会发现，你真的通过了"权宜"的循证医学实验，已经偏离了中医，反而更加证明中医"不科学"。

那中医到底科学不科学？科学的定义是分科而学。那中医是分科而学吗？不是，中医是综合而"悟"。

中医思维就是我们中国人的传统思维。

就像解放战争中，毛泽东在西柏坡几乎同时指挥了三大战役。苏联人觉得太神奇了，希望中国把当时的指挥电文复制给他们研究一下。这有什么可研究的，毛泽东很快就同意了。形而下的苏联人想象着还不得几卡车材料，结果就几篇电文。苏联人怒了，我们不是兄弟国家吗？你们怎么用这么几篇电文糊弄我们。而且他们看到的电文都是模棱两可的指示，和毫无"科学"根据的预测。

看到苏联老大哥生气了，我们的军事专家也愣了。我们没有隐瞒啊！就是这样打赢的战争啊！

形而下的苏联和所有西方人，以及基本被西化的国民党军队一样，他们的作战命令必须精确到米、秒，基本上不需要基层指挥官的主观能动性，而我们中国人最擅长的就是形而上的"悟性"。我们就是靠着这种不怎么"科学"的"大概、可能"的主观能动性，打胜了秋收起义、第一至第三次反围剿、长征、抗日战争、解放战争、抗美援朝、改革开放、历次疫情等"战役"。

这些事，如果你用科学的兵棋推演法来推演，我们根本不可能"赢"。

红军第五次反围剿的失败,就是被共产国际派来的军事指挥用纯粹的"科学"方法给指挥失败了。

不知大家发现没有,只要是多因素的、动态的、不精准的事,我们国人都能做得非常好,因为我们比世界其他民族多了一个形而上的思维模式。

那科学错了吗?也没错,只是说明科学具有局限性,不能完美的认知这个世界。我们确实需要对形而下的真实存在加以证实,但不能以偏概全,用局部的真实可见去匡测宏观整体的动态综合。

其实,任何事件的发生,既有各个真实可见的微观因素,又有各因素间的宏观动态相互作用,更有这个事件与其他事件的相互影响的因素。任何真实可见的单因素都与整体事件有关,又都不能反映整个事件的全部。

我们用让人开心的方法来比喻一下中、西医的认知及结果:

开心是愉快的反应,愉快的心情有利于身体健康。如果让你找出一种让人开心的方法,这时候大师很像中医,会采用各种自然的方法,引导你开心,会考虑到语言、文化层次、文化背景、当时的心情、环境状态、天气、节气等因素。所以,他让人开心的方法五花八门,每一个人都不一样。而且,每一个大师的方法也不尽相同。看起来毫无章法、动态可变,难以通过循证医学验证。但他的目标很明确,就是让你开心。当然,每个大师的水平不同,效果会有差异。

这有点像相声,同样的语言,从不同的人嘴里说出来就不一样。不同的场合、不同观众、不同的社会环境都不一样,你很难用"公式"科学出动态的笑点。

而这种状态只能由"大师"现场拿捏,怎么拿捏?绝不是靠微观精准的"科学",而是靠取象比类的"感觉"。

所以,我们国人看病时候都有个习惯,找"好大夫"。其实,看中医需要找好大夫,看西医不需要找"好医生",因为西医的一切都是透明的可复制的,西医医生基本上就像西式快餐店的操作员，熟悉流程、会按电钮就可以了。当然这只是一个比喻，西医学要比快餐店复杂得多。因为，西医的核心不是医生，而是药物、器械、流程。所以，看西医最好去大医院，大医院医生见多识广、"练手"机会多、流程规范、药物全、设备先进。

中医那种以结果为导向，因"患者"而异、因"医生"而异的动态调理方法，是西医难以接受的。按照西医实验科学的要求，这样不科学，不能被采信。因为你用的方法不确定、每个人还不一样，不能通过循证医学检验：阴阳对照、大样本、效果确切、重复性好。

所以，与中医以"效果"为导向的群防群治不同。西医是以"方法"导向，就是让大多数人适应一种方法，并找到这一方法。

还用"让别人开心"为例。你必须固定一种方法，来做循证医学实验。如果他发现你用了好多方法，他会一个一个地认真实验排查，找出最佳的"逗"你开心的方法。比如，他发现你在用"笑话"逗人开心，那他又会将笑话进行切分，逐一实验。

他会固定一种笑话，通过大数据得出某一"笑话"的搞笑率。实验中发现讲笑话也不行，因为很多人听不懂你的语言，能听懂的人又存在着层次、文化背景、当时的心情等差异。就像赵本山的小品、葛优的冷幽默、周立波的上海清口、郭德纲的相声各有喜好人群一样，所以，你必须排除语言、文化等干扰因素对你方法的影响。

最后你会发现只有咯吱挠痒痒的方法符合实验要求，可以消除语言影响。方法简单，易推广。效果确切、易于通过西医严格的统计学处理：怕咯吱的人占多少百分比，不怕咯吱的人占多少百分比；咯吱多长时间、多大的强度见效。但是，咯吱出来的笑，已经变味了。

西医疗法中类似咯吱挠痒痒的方法特别多。当然这是一种比喻，具有东方思想的人能理解，站在西方思维的角度，我这个比喻没有经过科学实验验证，不足为信。

如果真要按照西方分析思维习惯来看,这个实验还有情绪、文化等因素没有排除。

而且还没有分解到分子水平,还不能做的90%以上的人发笑。因此会将这个实验做下去,结果会发现神经中枢中有一个负责"开心"的位点,在这个位点上有一种内啡肽或多巴胺的物质,可以控制这个位点的兴奋,然后再发现有一种物质可以替代多巴胺或内啡肽。因此,不管什么人、在什么状态下,不管是愿意还是不愿意,只要用上这个物质,都会开心,然后这个发现者会被授予博士学位、聘为教授、获得诺贝尔奖……

但这时候的开心连性质都改变了,已经不利于健康,而且有害于健康了。比如吸毒就是因为毒品可以直接刺激人的愉悦中枢,导致上瘾的,但是吸毒能让人立刻兴奋、效果确切、重复性好。

我们再用一个实际的病症来看看中西医的思维差异。

比如:高血压的治疗。

西医微观精准,微观就必须找到导致高血压的最基础的逻辑因素,自然就会发现导致高血压的好多因素:每搏输出量、外周阻力、心率、主动脉和大动脉管壁的弹性、循环血量与血管容量。

看到了就好办,就会产生五种治疗高血压的方法。但是到这一步还没完,西医的药物必须精准到分子水平,继而发现了导致血压异常的:血管升压素、血管紧张素、β受体、α受体等。

再实验出各种疗效确切、机理明确,经得住科学检验的药物:利尿药、α受体阻断剂、β受体阻滞剂、血管紧张素转换酶抑制剂、血管紧张素 II 受体阻滞剂、钙拮抗剂等。

精准吗?精准!有效吗?有效!不管什么类型的高血压,总有一款适合你。但是,这些药能治愈高血压病吗?不能!都是降血压的。所以,得出结论,高血压不可治愈，必须终身服药。

这就是科学的局限性，或者只是西方医学的科学，因为他们喜欢单纯地用"数值"精准分析事物。而中医的判定更多是用属性来分的，看似不精准，却不易失去大方向。西医以为解决了引起事件的每一个逻辑点、数值点就能解决问题，其实，各逻辑点、数值点、非逻辑点之间以及他们之间的复杂关系对事件的发生亦有影响，不是单纯有序的数值层面。其实，这个世界无序的"动态"是恒定的，有序的"静态"是暂时的。

对于中草药，你一旦希望找到一个点，提纯某一个有效成分，那它已经不是原来的作用了，有偏差了。

就好像我们吃的食品虽然有精华也有糟粕，但我们不会只提取些精华吃，糟粕就是为肠道而生的，如果只取一部分那很可能变成"毒素"了。

"科学"的西医很难解决宏观的多因素、多变量的问题，而这恰恰是中医的强项。

我们古人早就发现所有事件的产生，都有内在的、外在的规律制约，并不受我们的主观意志所左右，我们只能顺势而为、稍加影响，越早期越好，所以提出了"无为而治""治未病"的思想。

中医不会有高血压这个微观病症，中医关注的是更高层面、更动态、更早期的：肝阳上亢、肝肾阴虚、痰湿壅盛等。

所以，用中药调理肝阳上亢，对高血压有一定的作用，但肯定不如降压药精准。

但你用西医的降压药调理肝阳上亢、肝肾阴虚、痰湿壅盛，估计都找不到北。

一个很有意思的现象：西医从来不会去治疗中医范畴的病，但是中医会去调理西医范畴的病。

因为，西医的每一个发现都是新的"形"，每一个新的"形"都有无数个形而下,和万事万物共同的形之上。中医过去不知道高血压,只知道肝阳上亢,当西医发现高血压后,中医一看,这不就是肝阳上亢吗?当中医用调理肝阳上亢的方法调理高血压或甲亢的时候,肯定不如西医的精准,但是很可能在不同的西医疾病名称面前,中医的治疗原则却是一个,既所谓的"异病同治"。西医倒是精准,但是能同时治高血压和甲亢吗?更别说治疗肝阳上亢了。

科学在微观上的每一步发现都会让我们对这个世界的认知上前进一大步。但这个世界是由形而上、形而下、形而本共同构建的,如果过于迷信科学,就容易忘了科学的初心。

而中医的思维恰恰可以把握医学的大方向,比如养生的概念、未病的概念都是中医在几千年前提出来的。但缺乏对疾病形而下层面的认知,不知疾病的机理。

所以,过于关注微观就容易失去大方向,过于关注大方向就容易忽略微观方法和工具。

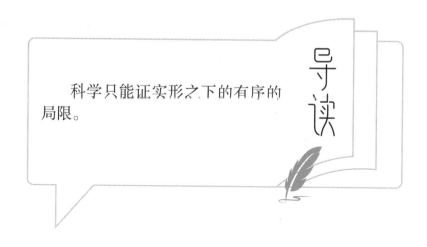

科学只能证实形之下的有序的局限。

（二）如何考评中医的疗效

用形之下的局部去认知形之本的整体肯定偏颇，更何况还要越过"形"之本，去评判形之上的动态抽象，那就偏之又偏了。

部分中医被西医形而下的科学实验方法带偏了，总想用科学实验证明自己是科学的。科学实验本身就是证实形而下微观精准的方法，怎么能证明形而上的宏观动态呢？

所以，用科学的方法只能部分证实中医，不能全面证实中医。

1、中西医的疾病谱不一样

我们去西医体检时，几乎都没病，去看中医时几乎都有病，因为中西医的疾病谱不一样，认识论不一样。

中医是宏观视角，关注的是有可能导致病变的宏观失衡，各种原因都有可能导致人体状态失衡。中医说偏阴偏阳谓之疾，有谁能正好的居中呢？只不过是偏多偏少的问题。所以，去看中医几乎人人有病，但这个病是中医概念的病，不是西医的病。

西医是微观视角，关注的是已经发生的病变。病变是机体状态失去平衡达到一定程度时的表现，状态不好不一定有病变，病变了一定状态不好。

2、中西医初心不同

西医很像警察抓小偷，当警察发现有一个疑似小偷时，不能抓！他要等，等到这个小偷偷东西时才能抓，要人赃俱获。

中医像社会工作者，忧心的是社会风气。

所以，你到西医院查到一个增生时，如果医生让你常来查，说明这个增生还不到下刀的标准，他像警察等小偷下手再抓一样等待癌变（既成事实）的发生。

而中医看不到具象的增生，看到的是人体的状态：寒湿或气滞血瘀。寒湿或气滞血瘀就是增生吗？不是，但增生肯定是气滞血瘀。

3、如何考评中医

西医追求的是"精准"，为达目的必须"排除干扰"，一事一议。

所以，将疾病切割到最基本的具象，再通过循证医学的方法找到解决这个具象问题的药物和方法。控制了具象的症状，但是却偏离了中医调理宏观状态的本意——治未病。

中医追求的是"结果"，为达目的"不择手段"综合防治。到底是哪一个手段有效不好说，但是全用上了一定有效，所以，不能考评中医的手段。

能考评中医的结果吗？很难。中医治的"未病"是动态的，往往还没有发生器质性改变,效果好坏很多又是主观感受。而且中医的核心目标是"长寿"，你总不能等到人长寿了再发医师证吧。

好在中华民族文明久远，我们可以历史的去看中医，中医师本身在历史上就普遍比较长寿。

其次，将主观感受作为指标是一个不错的选择，我们治病的目的不就是不舒服了才去看医生的吗？

比如我们吃饭香了、睡眠好了、不爱感冒了、脾气好了、心情愉快了、没有口臭了、不头疼了等等。

中医就像社会工作者,社会工作者不就是将人民满意度作为工作指标吗？

当然,这些主观感受加上客观指标就更好了,比如这次的新冠肺炎的疗效,是经得起科学评估的。

因为中医的方法和药物也是动态的，虽然可以对中医的方法药物进行部分科学考评，但是不能作为主要的手段。

那主要考评什么呢？

形而之上谓之道，谁能把控这个道呢？人！只有人才有抽象能力！

所以，我们验证中医，不应该只验证方法。当然不反对用科学的方法对中医药进行分解，能找到逻辑因子当然好。因为中医是多种方法治一个人，也许每一个方法都没效，叠加起来才有效，而应以效果为基础，验证使用方法的人。

统计这个中医诊疗水平和治愈率、有效率，但从本质上来说，这也是相对的。因为中医注重的是症，是患者的感受，症状没有了就是有效了。治愈与否与医生的经验有关，同时也不与现有的临床辅助检查完全一致，有时辅助检查的结果是好了，但中医有时还要建议患者再用一段时间的药。因为这个病的表征看来是好了，但是它深藏的因还没好。所以治肝（中医的肝）病好了也要再治脾脏（中医的脾）一段时间才能算真正好；有时辅助检查的结果没好，中医说已经可以了，不用治了，剩下一点可以自愈的。果然再过一段时间查，结果就好了。但总体来说，现代仪器的辅助检查确实也部分加强了患者的认知，但也很难反映整体信息。

中医药方因人而异是动态的，中医不分科，所以病种也是动态的。中医概念中的病是未病，所以病情也是动态的。只有中医师是固定的，所以可用疗效鉴定各个中医师的水平。当然中医的疗效有中医的评估方法，如果和西医是疾病谱发生交集，可以进行横向对比。

比如：中医治疗痰湿前后的主客观指标改变，但可以通过治疗痰湿，进而减少糖尿病、高血压、高血脂、痛风的发病率，进行流行病调查。

中医就像一个艺术家。乐器，音律就在那里，但是经过音乐家的演奏就那么好听，当然好马配好鞍更好。

我们国人过去都知道这一点，有病要找好医生，很少有人会找好方法。

中医也像一个将军，你不能用武器的好坏来评价将军的水平。

你甚至不能用一场战斗的胜败来评价一个将军的水平，只有实现战略目的的将军才是好将军。比如，苏联抗击德国进攻，伤亡人数，国家的损失远远大于德国，但是你说德国赢了还是苏联赢了？

所以，考评中医，一定要考评中医师的疗效，而不是方法的疗效。

Part

十一 中观五脏

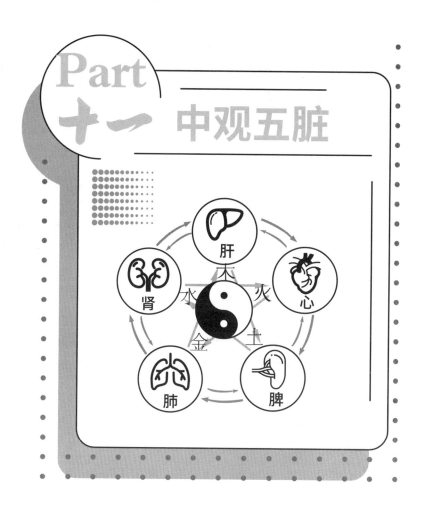

> 中医的五脏是生命现象的五个维度。"心"表述的是一个生命体的活力；"肝"是生命体与外界交互的广义的应激系统；"脾"是生命体自我营养的系统；"肺"是生命体自我维护的广义的免疫系统；"肾"是生命体的物质基础和基础代谢水平。

导读

现在社会上普遍认为中医的五脏不如西医的五脏精准，比如中医说左肝右脾，而西医解剖发现是右肝左脾。

大家也知道中医的五脏与西医的五脏不是一个"东西"，但是在日常生活中常常弄混。

西医的五脏很容易识别，那中医的五脏到底是什么"东西"？

中医是宏观抽象的，所以，中医的五脏肯定不是西医的某个具象的器官，也不是某一具象的功能。而是一个需要所有西医器官和功能共同参与的，不可分割的，只有在宏观角度才能看懂的五大生命现象。

所以也叫五藏。藏（zàng）也是藏（cáng）的意思。藏起来的东西你是看不见的，必须用智慧去悟。藏在哪里呢？藏在体内吗？是，也不是。任何具象的点都不是五脏所藏的地方，而是藏在生命现象的道理之中。

好心的人会归结为受当时技术手段的限制，没有搞清楚中医各个"器官"的位置和功能。

我们可以设想一下，中医从基本完善到现在，至少有 5000 年了，中医有充足的时间和机会搞清楚现代意义上的心肝脾肺肾。但中医为什么没有搞清楚呢？是因为中医根本不是向下看的形而下思维。

中医更喜欢研究只能意会不能言传、深藏不露的内在本质，什么内在本质？你必须从形而上的角度去感悟，作为一个完整的生命体，必须具备的五大生命现象。

（一）心：中医的"心"是生命的活力

中医的心肯定不是西医具象的心脏，因为中医的心除了有"心跳的感觉"还能"心想事成"。

中医说心主宰五脏六腑、形体官窍的一切生理活动和精神意识思维活动的功能，这些功能是一个生命体所必须具备的功能。

说明心表述的就是生命体及所有的生命现象，而不是什么具象的器官。

也就是说中医的"心"表述的就是活的生命体。

中医不会像西医那样去分解生命体，而是宏观有形生命体之上的道理。最大的道理就是一个"活"的生命体，中医不屑于研究死人。

中医说心藏神。心是活的生命体，那神是什么？我们文化里都知道神是万物的主宰。中医里的神是生命现象的主宰，如果心（生命体）死了，神就无法主宰生命现象（魂、魄、意、志）了。藏是因为我们不易观察到，所以神是所有生命现象的操控系统。

有了生命体才有神志、血脉、汗液等生命现象。而神操控生命个体的运行。

心已死，神也就没了。

有了心就会有神，有了神就会有神志；有了心就会有心跳，有了神就会有心动的感觉；有了心就可以活着，有了神就会有人生的目标，就会神清气爽、精神抖擞；病入膏肓了就会神志不清、精神恍惚；预感到危机来临就会心神不宁、沮丧、焦虑、激动、神经病、抑郁症。

所以，中医的心就是我们活着的人及外在的生命活力表象，如神志、心跳、汗液等。

（二）肝：中医的"肝"是生命体与外界交互的广义的应激系统

现代很多人将肝炎与肝火旺混淆，其实，肝炎是西医的病，肝火旺是中医的病，中医的肝与西医的肝完全不是一个东西。

中医虽然也对肝的位置进行了描述。《素问·刺禁论》说："肝生于左，肺藏于右。"但是西医的肝在右边，说明中医的肝不是一个具象的"肝"，是功能的左升右降。

因此，中医的肝，抽象的是生命体的生命现象，而不是一个具象的东西。

中医的肝藏魂、藏血、主疏泄调节气机、调情志。中医认为人体脏腑经络、气血津液、营卫阴阳，无不赖气机升降出入而相互联系，维持其正常的生理功能。

气机是一种活力状态。气不是气体，古人把看不见、摸不着，又能感觉到的，像空气一样的"态"都叫气。比如，我"生气"了，指的是一种情绪状态，而不是说产生气体了。

气机和情志很好理解，就是生理机能和心理情绪的状态。生理、心理是生命体（心）的固有功能，但是调节这个功能的是中医的肝。中医的肝能调节生理（气机）及心理情绪（情志）状态，那我们机体什么系统有这个作用呢？

首先是内分泌系统最接近。情绪会影响内分泌，内分泌也会影响我们的情绪。

比如：甲亢的人基础代谢率高、怕热、易怒，中医说是肝阳上亢。甲减正好相反，而甲亢往往和思想压力大有关；雌激素高的女人更多愁善感，易患乳腺增生、乳腺癌；雄激素高的女人，容易膀大腰圆、脾气火爆，易患卵巢囊肿、卵巢癌;心理压力大的人容易消化吸收差,易患胃溃疡、胃癌。

同样,心胸狭隘的人就很难处理与他人的关系。

其实,机体的内分泌系统、思想、情感、生活状态、生理、心理都会影响生命体与外界关系的状态。

作为一个活的生物体(心神),必然存在着如何处理(应激)与外界环境或他人关系的问题。

生命体处理外界关系的能力就是广义的应激能力,即生命体生理、心理对外界变化的适应能力,这个广义的应激系统就是中医的肝所要表述的意思。

那肝藏的血和魂是什么呢? 首先,中医的血不是具象的血液,仅仅是有关,还包括血液运行、调节、输布的能力等等。《黄帝内经素问》说:"肝藏血,心行之。人动则血运于诸经,人静则血归于肝脏。"

说明肝藏之血受生命体(心)的需要而被支配。

比如:我们吵架的时候会面红耳赤、血压增高。吵架是情志反应,面红耳赤的深层原因是为了提高大脑血液供应,满足大脑高速运行的供氧需求。

比如:我们受凉后会不自主地哆嗦,就是机体的一种生理反应,目的是提高代谢产生热能,同时也会改变外周血液供应。

比如我们剧烈运动时,四肢血液供应增强,但是大脑会缺氧(血)。

中医说: "肝藏血,血舍魂。"所以说肝藏之血是指气机和情志反应会影响血液运行以及需要血液的参与。"肝的藏血功能正常,则魂有所舍;肝血不足,则魂不守舍,出现梦游、梦呓及幻觉等症"。

那肝藏魂什么意思呢?《黄帝内经灵枢·本神》:"随神往来者谓之魂。"意思是神是所有生命现象的操控者,有了神才会有魂。那随神往来的魂是什么呢? 道家说:魂是(生命体的)内在管理者,也就是说神是生命体的外在管理者。内在也好外在也罢,都是为生命体服务的。外在的神管理我们生命体的运行,内在的魂就是生命体的内在需求。即神驱动我们的生命体活动,实现生命体的内在（魂）需求。

当我们的生命体在与外界交往的过程中，难以实现魂的内在需求，我们就会肝郁气滞，难免肝火旺。

其实，每一个生命体都有内在需求，这个内在需求是由基因在长期的传承中"总结"出来的。并通过本能释放出来，还通过情志影响我们行为、情感，某种意义上我们都是基因的奴隶。

比如：青春期以前我们都特别喜欢和父母在一起，目的是维持我们的安全成长。

青春期后我们都会对异性产生特别的感觉，是为了基因传承的需要，甚至会有特定的人群。比如，外向的往往喜欢内向的，胖的喜欢瘦的。因为我们是有性生殖，所以必须解决和什么人合作传承基因的问题。如果外向的找外向的，生一个更外向的人，易胖的找易胖的人，用不了几代就灭绝了。

肝是生命体的广义的应激系统，负责调节生命体（心）与外界进行交流的状态，目的是满足生命体的内在需求（魂）。

魂藏在心灵深处，是基因在长期传承中的"云经验"。这个魂控制着应激系统（肝）与外界交流的状态，包括自然环境及人类的交往状态：怕冷还是怕热、胆大还是胆小、温柔或易怒、心宽还是心眼小、外向或内向、是招别人喜欢还是让人讨厌、是喜欢团队还是喜欢独来独往、喜欢什么样的异性等等。

121

（三）脾：中医的"脾"是生命体广义的新陈代谢系统

中医的脾运化水谷精微，水谷精微经过脾的转输，上输于肺，贯注于心脉，输布全身，营养五脏六腑，四肢百骸，筋骨皮毛。

猛一看中医的脾很像西医的消化系统，也确实和消化系统有关，但如果认为脾就是消化系统，就把中医的视野看小了。

如果我们把视野放大一点，任何生命体都有一个代谢系统，消化系统仅仅是为生命体提供代谢的物质和能量基础。如果我们消化系统很好，又饱食终日，就会水湿内停，发生肥胖，脂、糖或核酸代谢异常。

这个代谢系要比西医的代谢系统还要广义，包括营养平衡、情绪调整、工作休闲、运动休息、清醒睡眠、损伤修复等范畴。

所以，中医说如果饮食失调，劳累过度，以及忧思、久病损伤就会导致脾气虚。若体虚消化不良或暴饮暴食，吃过多油腻、甜食，则脾就不能正常运化而使水湿内停，发生痰湿。

中医的脾应该是生命体的自我调节的、各种代谢调节的广义的代谢系统，运化就是代谢，消化系统也是这个广义的代谢系统的一部分。

那中医说脾藏意是什么意思呢？藏的都是内在的掌控者。就像神掌控心，魂掌控肝一样，意也掌控脾。中医说：心有所忆谓之意。说明意是心的意思，心的什么意思？是心态或意念，不同的意念遇见相同的事就会有不同的想法。想法达不到就会思虑，过于认真的人，思虑过度或过于心宽，导致脾虚或实。或食欲不振、胸腹痞满、消瘦、内脏下垂、浮肿、便秘腹泻，或肥胖、痰湿等。

当我们的生命体（心）与外界交往（肝）过于敏感就会肝火旺，导致脾气不好。

中医脾表述的接近西医的新陈代谢系统，但也不完全是，而是作为一个生命体的自我养护能力或营卫能力。中医的脾也不仅仅是西医的消化系统那么简单，还包括人体的消化功能、自主神经功能、营养状况、消化吸收能力及心理（意）素质等所有影响机体新陈代谢能力的系统，中医通过新陈代谢的外在表象来判断人的自我养护能力。

（四）肺：中医的"肺"是生命体内在的自我维护机制

中医的肺描述的也是某个层面的生命现象。

中医认为肺为华盖，盖，即伞。华盖，原指古代帝王的车盖。肺为华盖是指肺主一身之表，为脏腑之外卫，在最上面，具有保护诸脏、抵御外邪的作用，也就是说中医的肺是人体健康的第一道防线。

但是中医又说："肺为娇脏，所主皮毛，最易受邪。"主皮毛说明皮毛也是中医肺的一部分。最易受邪：是指中医的肺最易受外界环境变化的影响。

既是华盖，却又最易受邪，所以又称为"娇脏"，那我们人体内哪一部分有这个特点呢？

表面上，外界冷暖变化最易被皮肤感知，寒热变化最易引起呼吸道的病理反应。

深层地看，中医的肺与西医的免疫系统最相关。皮肤、黏膜是人体最大的免疫器官，呼吸道抵御寒热变化的能力也与免疫系统有关。

免疫系统既是人体的防御系统（华盖），又最易受邪。

中医还说："统辖之气，无经不达，无脏不转，是乃肺之充，而肺乃气之主也。"（《辨证奇闻·痹证门》）

这里的气也不仅仅是气体的意思，古人把像气体一样，看不见摸不着的状态都以气来表示。中医以气之象，喻状态之意，比如我们常说的气节、气郁、气氛、气愤、气质、气滞血瘀、气功、气魄、气虚、气息等。

中医说："气调则营卫脏腑无所不治。"就是说人体的体质状态好了，也就不会得病了。

人体的状态直接影响着机体的免疫系统、决定着机体抵御寒热的能力以及运动能力。比如身体虚弱的人，易受凉感冒，一运动就气喘，而我们爱用剧烈运动后汗不出、气不喘来形容身强力壮的人。

所以，中医用气来形容人体的状态，而肺统摄一身之气。

中医的肺描述的是生命体内在的自我防疫系统，最接近于西医的免疫系统。

中医说肺藏魄，藏的一定是看不见摸不着，又能影响中医肺的东西。《灵枢·本神》说："并精而出入者谓之魄。"精是身体素质的外在基础，魄是身体素质的内在基础。我们常说：体（精）魄，体魄不分离。

机体内在维护功能越强，身体素质越好。反之我们就会肺气虚。我们还常用很有魄力或气魄，来形容某人意志坚定，敢作敢当。我常说，活着需要给机体一个理由。如果我们活着自认为太难了，生命体就会启动自毁程序。而这个自毁过程免疫系统会全程参与，比如：离群索居、抑郁、精神病、慢病、癌变等。如果有魄力就会给机体一个活得很自在信息，而体质差、精神状态不好对我们的免疫功能影响非常大。

所以，中医不仅感悟出机体内在有一套自我维护机制，还发现体质的好坏，魄力对我们的生命维护机制的影响力。

中医的肺是生命体的自我维护机制。虽然与西医的免疫系统关系最大，但比免疫系统广义的多。还包括自稳、自愈以及生命体的自毁系统，涉及心理、生理一切与生命体自我维护有关的系统，比如人的气魄、魄力是否坚定，身体素质的好坏等。

（五）肾：中医的"肾"是生命体的物质基础及基础代谢率

中医的肾绝对不是西医的"腰子"。中医说肾藏精，那精是什么？道家元精论认为：精为形之基，决定形状的一定是物质的。《素问·金匮真言论》说"夫精者，身之本也"。中医还认为精包括先天之精和后天之精。先天之精禀受于父母，后天之精为水谷精微化生于脾而遍布全身。说明人体是有精组成的，或者说人体藏精，也就是说中医的肾就是物质的人体。

中医在描写肾时无不牵扯上人体结构物质的变化。《素问·上古天真论》：男子"二八，肾气盛，天癸至，精气溢泻，阴阳和故能有子""七八……天癸竭，精少，形体皆极"。女子"二七而天癸至，任脉通，太冲脉盛，月事以时下，故有子""七七，任脉虚，太冲脉衰少，天癸竭，地道不通，故形坏而无子"。

中医的肾藏志：志就是志向。一个人身体好、年轻有力、聪明好学，往往志向远大，也更有利于生命体及功能的健康存在。

中医肾是所有生命现象的物质基础及基础代谢率，中医心肝脾肺描述的都是生命的表象。肾是生命体功实现的基础，有赖于生命的物质及代谢基础——肾精。因此，整个人体都是中医的肾，包括人体的形状、结构、成分、代谢率、各种功能和精神状态。中医根据人的生命学现象，即中医心、肺、脾、肝的表象来判断中医肾的功能，尤其强调人体的强壮程度及耐力。中医将最能反映人体生命力及生存力强弱的生育力，作为判断中医肾功强弱的重要指标。

Part
十二　中观经络

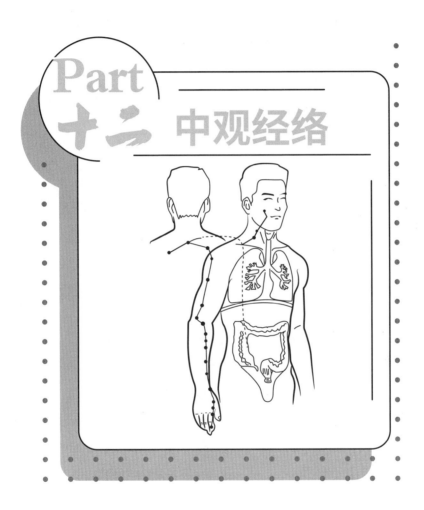

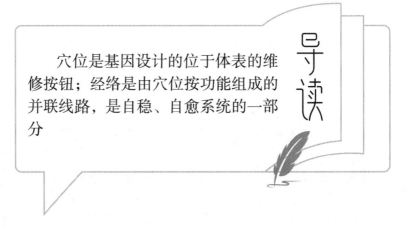

穴位是基因设计的位于体表的维修按钮;经络是由穴位按功能组成的并联线路,是自稳、自愈系统的一部分

(一)神秘的经络

对于中医理论与方法,西医最感兴趣的就是经络与针灸了,但令西医困惑的是,按照西医的传统方法,到现在还没有找到经络的物质存在。

但是,按照西医的习惯,一定要找到相应的结构。因为,结构决定功能。然而,到现在为止,不管是思想西化的中医,还是对中医感兴趣的西医,都没有搞清楚:有功能、有现象,却"没有结构"的经络是怎么回事。

是这些专家不聪明吗?不是,他们有很多是医学领域的顶尖科学家。

是研究工具不先进吗?不是,西医把能想到的都用上了,声、光、电、热、磁、射线、同位素、显微镜等。

是时间太短吗?不是。从 20 世纪 60 年代初,朝鲜一个叫金凤汉的科学家,宣称找到经络(后来发现是"意淫",并跳楼自杀),将之命名为"凤汉管",

至今，全世界已数次掀起过研究经络的热潮。

是一点成果也没有吗？不是，西式经络研究已经获取了大量有关数据，对经络现象也达成共识。经络现象是指机体由于某种原因引起的，沿古典经络循行路线出现的各种生理、病理现象。并对经络现象进行了剖析，发现经络现象包括循经感传、循经皮肤病、循经感觉障碍和经物理、化学、组织学技术检测出的循经现象等。

但是，在经络实质研究方面却几无进展，也是西医难以全面接受经络疗法的症结所在。

现象是本质的显现，既然疗效及感觉都能证明经络的存在，那么就应该在解剖结构上找到他们的存在。

那为什么费了那么大的精力都找不到经络呢？是不是我们的思路错了？

西医强于客观求证。现代经络研究，不管是中医、还是西医，采用的方式基本上都是西方式的分而析之方法，大多局限在具体结构上。

西式思维的习惯，喜欢从微观开始研究宏观。这种方法需要收集足够的微观数据，才能归纳总结，西医目前对经络的研究基本上处于数据累积阶段。

但是，天知道他们什么时候能搞清楚，而我们的生命有限，可能等不到西式专家把全部数据都搞清楚。

中医善于综合的、宏观的思维，经络本身就是中医的东西，我们是不是可以应用中医的思维模式，首先把握研究的大方向；再利用西医已经获得的实验数据，彻底搞清楚经络呢？

在日益西化的今天，我们已经有条件，借助西医现代医学及经络研究成果，应用我们中华民族的传统思维模式。对古老的经络现象，再进行一次探索或思考，毕竟现在有关经络的信息比两千年前丰富的多了。

如果，我们能彻底搞清楚经络的结构、工作机理，也更有利于我们对生命现象的理解。

（二）分析经络

西方式的研究习惯,喜欢把一个大系统切成一个一个的子系统,分而析之,不管是有生命的还是没生命的, 对经络现象的研究也不例外。然而, 令分析科学家困惑的是, 到目前为止竟然没有找到经络。

关乎生命体健康与生存的经络系统,感觉上如此明显,功能上如此重要,结构上为什么会莫名的"缺失"呢?

真的没有经络吗? 现在让我们利用西医研究经络的成果,用中医的宏观思维方式再来看看什么是经络。

1、经络为什么看不见

原因之一:看见了,没当回事。经络是一个庞大的体系,超出了我们的眼界,我们早就看见了,没当回事。中医认为经络:人之所以生,病之所以成,人之所以治,病之所以起,负担这么重要功能的"东西"不应该看不见啊!

现代经络研究的最大误区是把经络具象化,西医或西化的中医,总想把经络现象投射到一个具体的结构上,这是完全错误的。

西医是先研究结构,后根据结构发现功能的,所以,西医的功能就是功能,结构就是结构。什么结构有什么功能,什么功能对应什么结构,区分得非常清楚。

然而, 中医研究的是生命现象维护,因此,中医关心的是维护生命的要素及生命状态。

中医关于生命现象维护要素的分类,是宏观的、生命状态下的要素。完全不同于西医那样基于死人解剖的结构和功能分类。

生命状态下的要素，就不可能有西医那样割裂的器官功能分类。因此，各要素都是动态的、变化的。各要素之间有千丝万缕的联系，不可能单独存在。各要素之间是一种既相互依存，又相互制约的关系。

比如：中医的心主神明、主血脉、主舌、主汗，一看就是对某一生命现象的描述。

如果，你站在西医的结构、功能角度看中医，就永远也看不明白。

因为，中医的"东西"几乎都是活的、动态的，西医的"东西"几乎都是死的、固态的。

经络也一样。中医的经络绝对不是西医的任何一个具象的器官、系统或功能，一定是跨西医的器官、系统或功能的。

我们之所以找不到中医的经络，是因为我们不理解中医经络的含义。经络就是网络的意思没有错，经是纵向的连接，络是横向连接。

但是中医的经络不仅仅是结构上的纵横，还有空间上、功能上甚至是感觉上的纵横。比如：中医的五脏六腑之间，西医的器官、系统、功能之间，甚至他们与心理、社会、自然的联系，总之经络是活的、动态的、相互联系的、相互制约的一种生命存在时的状态与现象。

现代经络大多被狭义了，现代经络研究大多被局限了。活的大象明明在那里，却非要把鼻子切下来研究。

中医从来都是高瞻远瞩的，我们应该站在更高的高度，从更宏观的角度来思考：伟大的生命体为什么会设计一个经络系统呢？

机体的损伤修复与养护，决定着生命体的健康与生死。因此，一定有众多的可见的和"不可见"的细胞、组织、器官、系统参与。

我们之所以看不见中医的经络，就是因为经络体系（机体的损伤修复与养护系统）太庞大了。因为西医的眼光太局限了，结果导致：不识庐山真面目，只缘身在此山中。

如果经络就是生命体的损伤修复与养护系统，经络及经络现象就很好理解了。

中医的经络系统也应该由我们人体所有的组织、器官、系统共同发挥作用，也许我们看到机体的任何一部分都是经络体系的一部分。

原因之二：没看对地方。经络传感现象，也许就是神经系统功能的一部分，而不是一个独立的 "东西"。我们之所以在传感局部找不到经络，是因为我们太想找到经络了。

经络传感现象是由神经系统的感应器与效应器共同介导的，而支持这一现象的是感应器与效应器背后庞大的神经系统。

现代经络研究大多被感觉误导，纠结在有感觉部位了。感觉是中枢神经对外界刺激的一种反应，我们却偏偏要在有感觉的部位找与神经不同的东西，怎么能找到呢？

2、如何解释循经传感现象

当穴位受到某种刺激后，一定会有信号沿着西医的神经系统纵向传输到神经中枢，进而在神经中枢产生酸、麻、胀、痛的感觉。这是神经系统已知的正常反应，但是神经传输过程是没有感觉的。

困惑之一：循经感传现象：从刺激部位开始，有一条不是沿着神经走向，而是沿着中医经络走向的感觉异常带，也就是说经络传输过程是有感觉的。

感觉是神经中枢的功能，是神经中枢对外界刺激的直接反应。受刺激部位的感觉末梢神经，将信息传输到大脑的过程很好理解，不好理解的是在没有被直接刺激的部位，产生的循经感传现象。

循经感传跨越局部神经走向，在解剖上又没有发现明显联系；在空间上又能连成线的反应异常带，使许多研究人员大感困惑。

现代经络研究，主要局限在经络感传现象上了。他们发现了大量有关经络的具体数据，为西化的人们理解、接受经络打下了基础，同时也丰富了中医经络学的内容，但还是没有发现经络存在的确切证据。

现代经络研究陷落在经络的结构中没有错，但是过于关注局部了。

感觉连成的线，不一定是信息传输的线。神经信息传输时我们并没有感觉。有感觉的部位是神经中枢，采集感觉信息的是感觉神经末梢端，感觉神经末梢一定是为了精准定位而设立的。因此，感觉神经末梢端之间不应该有直接的横向联系，否则我们就无法精准定位受刺激部位了。

因此，我们应该从更宏观的视角观察经络传感现象。

如果我们了解神经的反射弧，就很好理解经络感传现象了。神经反射弧包括：感受器、传入神经、神经中枢、传出神经和效应器。这种反射活动不是一个简单的单线弧，而是一路导入，多路，甚至是网状传出。一个传入信息就会引起机体的一系列反应，甚至是全身性反应。

比如：有的人一生气就头疼。进来的是情感信息，产生的可能有血压升高、交感神经兴奋、肾上腺分泌、头疼等一系列反应，而头疼就与经络的感传反应一样，是一种感觉。

机体的感觉不一定是由刺激直接引起的，也可以由上级神经中枢介导产生。

没有结构上的"直接"的联系，也可以有"联动"的感觉。这种感觉上的联动，如果是循经传输的，就是循经感传现象。

我们先假定神经中枢中有一个经络中枢：穴位感受，传入神经、经络中枢、传出神经和效应穴位。

困惑之二：循经低电阻特性与感传速度慢。

循经穴位间的低电阻反应，感传速度又比神经传导速度慢，很容易使人们想到循经各个穴位串联在什么特殊通道上，但是又没有发现循经穴位间在解剖上的直接通道。

经络主要是通过感觉发现的，不管感觉投射在外周的什么位置；不管在外周投射点上有没有变化，产生感觉的部位一定在感觉中枢。

比如：幻肢感传。国内不少学者研究发现，在截肢患者，针刺其断肢残端上穴位仍然引起感传，并可通达已不存在的肢体末端。

也就是说：循经传感现象在空间上的线性反应，不一定非要在组织结构上是直接连接，间接连接也可以实现上述反应。

如果我们把循经穴位仅在空间上看成串联的，而在组织结构上看成是通过神经系统并联的，就好理解"循经低电阻特性与感传速度慢"现象了。就像一排并联的灯泡，灯泡连成排，线路不一定拐到哪儿去了。

循经低电阻特性与循经穴位间解剖上的 "缺失"，是因为根本就没有直接的低电阻串联通路，而可能是通过同样是低电阻的神经系统并联的。

循经穴位间的低电阻特性，说明是由导电性强神经连接。

循经感传速度慢是因为电路长，并不是直接通达：刺激信号首先通过神经系统上行到经络中枢（也是神经系统的一部分），经过经络中枢的信息处理后，再循着神经系统下传到相邻的循经各穴位上。

我们看到的是循经穴位间的距离如此之近，循经感传速度慢。没想到的是循经感传信号走了那么远，并经过了上级中枢的处理。

说明：循经穴位间的关联现象是由上一级神经中枢协调的。循经穴位之间并不是串联的，而是并联的。

现代经络研究还发现：循经感传的速度个体差异很大，如前臂、小腿部位比上臂、大腿、躯干、头面部为快。经过肘、肩、膝、髋等大关节或主要穴位时，可出现速度减慢或停顿。经过肘、肩、膝、髋等大关节或主要穴位时，可出现速度减慢或停顿。有的受试者，经过一定时间刺激后，方感知感传的出现，一般潜伏期为几秒至十几秒，此期的长短与传导速度呈正比，即传导的速度越快其潜伏期就越短。

循经感传的速度个体差异大，可能与信息的绕行距离或节点多寡有关。

循经感传的速度常受各种因素的影响，其中与刺激穴位的方法、强度及温度三种因素影响较大。①刺激方法引起的循经感传速度依次为：手法运针快于电针；电针快于压迫穴位；艾灸的感传较慢。②在受试者能耐受的范围内，加大刺激强度可以增加传导速度。③感传线上局部加温，能加快其感传速度，降温则相反。

循经感传的速度常受刺激穴位的方法、强度及温度等因素影响，说明确实有一个经络中枢在对信息进行处理，可以根据刺激信号的强弱及性质，做出相应的反馈。

困惑之三：感传的阻滞。

感传在作双向性传导时一般系匀速行走，但有的经关节部稍有停顿，经行针后感传继续上行。若在局部机械压迫，或局部注射生理盐水及盐酸普鲁卡因，或局部冷冻降温，或局部注射 M 受体阻断剂、α 受体阻断剂等均可使感传有不同程度的阻滞。

感传阻滞给人的感觉，就像循经穴位间是直通的，但恰恰证明循经穴位间是并联的。当受刺激穴位，向经络控制中枢发出信号后，经络控制系统会根据受刺激局部的损伤强度，向沿经络最近的穴位发出效应指令，导致这个穴位发生病理性或生理性改变。这个穴位的感受器，再将效应刺激信息反馈到经络中枢，如此上传下达的依次激活效应穴位。当某个效应穴位被麻痹后，他的上传通道被阻滞，进而产生感传阻滞。

看来机体经络系统对每一个点的反应是有"思考"时间的。

3、神秘的经络

现代医学发现:一个小小的虹膜、耳郭、手掌、足底,甚至每一个指头、鼻尖,都含有人体所有器官组织的反射点。刺激这些反射点,就会促进相关部位的康复或养护。

现代全息医学甚至可以从人的一滴尿、一片干血膜、一根头发、一张人体的红外照片获得人体全身的健康信息。

经络现象也具有全息性,也许就是生物全息系统的一部分。

现代全息医学发现:生物体相对独立的部分包含了整个生物体的病理、生理、生化、遗传、形态等全面的生物学信息,很像一幅全息照片,科学家把这一规律称为"生物全息律"。

按照生物全息理论,组成整体的各个相对独立的部分,都可以认为是整体的缩影,它们在不同程度上与整体是相似的。整体的各个部分都可以在这些相对独立的部分(通常称之为全息元或全息单位)找到对应点,这些对应点在全息元上的分布规律,与它们所对应的部分在整体上的分布规律是相同的。整体的某个部分发生变化(病变),都可在各个全息元的对应位点上有所反应(如痛阈降低)。而在这些位点施以某种刺激(如针刺),即可使变化部分得到调整。

经络穴位的全息现象,足见经络对人体健康的重要性。因为,在人的生长过程中,难免某些部位受到伤害或者失去。比如失去了下肢,那下肢的与机体康复相对应的穴位也将随之失去。但是,完美的康复系统(经络穴位系统)是全息设计的。因此,不会因为某些部位的缺失,而影响经络穴位功能的发挥。

值得注意的是,现代虹膜、耳郭、足底反射区诊病或治疗方法。是西方科学家在中医传统经络学的启发下，用西医的研究方法研发的。因此，他们的反射点对应的都是西医的具象器官或系统，而不是中医意象的脏腑。反过来受到西方科学家的启发，我们的中医又对其进行了完善，又加进去了不少的中医元素。所以，他们所对应的，到底是西医具象的心肝脾肺肾，还是中医意象的心肝脾肺肾，真要仔细琢磨了。

（三）感悟经络

与西医从微观结构上研究经络不同，中医更看重经络的功用。

1、中医的经络

经络的发现与应用，最能体现中华文化的智慧了，当中医在两千多年前，发现了西医至今也搞不懂的经络现象，并没有像西医那样，纠结在看得见、摸得着的物质基础上，而是更关心经络的功能与使用。

设想一下，现代西医借助各种现代手段都没有"看到"的经络。如果中医在几千年前的条件下，像西医那样纠缠在经络结构上的话，估计到现在我们也不知经络为何物。

善于透过现象看本质、抓主要矛盾的中医，更看重的是经络的医疗功用。《黄帝内经》中说："经脉者，所以能决死生，处百病，调虚实，不可不通。"

中医学认为经络联系脏腑，沟通肢窍，运行气血，濡养全身，抗御病邪，保卫机体，反映病理变化。

当机体状态偏阴偏阳时，就会罹患疾病。通过刺激经络"泻其有余，补其不足，阴阳平复"，达到宣通气血、调整阴阳、扶正祛邪的目的。

现代医学发现，刺激经络的作用表现在对机体的各个系统，各个器官的功能几乎均能发挥多方面、多环节、多种水平及多种途径的调整作用，正是由于机体各种功能分别得到调整，从而使患病器官或系统异常的代谢或功能向正常化的方向发展而使疾病向愈。

而对于经络的结构，中医并没有深究。因为，经络是生命进化的产物。几十亿年的雕琢，一定完美的无以复加。所以，中医认为没有必要浪费精力，而应该下大力气学习如何应用经络治疗疾病。《黄帝内经》中说"夫十二经脉者，人之所以生，病之所以成，人之所以治，病之所以起，学之所始，工之所止也，粗之所易，上之所难也。"

有关经络的结构，中医仅进行了意象性的描述。《黄帝内经》说："阴之与阳也，异名同类，上下相会，经络之相贯，如环无端。""经脉十二者，伏行分肉之间，深而不见；其常见者，足太阴过于外踝之上，无所隐故也。诸脉之浮而常见者，皆络脉也。"

中华民族传统的思维方式，善于发现事物的一般规律。对于西方人看不见、摸不着的经络，也只能被神秘的中医，而不是教条的西医发现。

中医发现经络，并应用于临床至今，其疗效有目共睹，西医也认同，美国也允许针灸师行医了。

2、中观经络

现代经络研究完全是站在人为的"科学"角度，总想在结构或功能上发现点什么。很少站在生命体的角度去看一看，生命体为什么要设计一套经络系统。

不管你从什么角度看经络，我们研究的都是生命现象。既然是生命现象，我们就应该从生命体的需求来思考经络。因为生命体是不会做无用功的。

（1）生命体为什么要让我们能感觉到经络感传

当穴位受到刺激时，会产生酸麻胀痛的感觉，这种感觉还会循着中医发现的经络传播。

伟大的生命体绝对不会无缘无故的给我们这种感觉，机体产生这种酸麻胀痛感的目的是什么？他想暗示我们做什么呢？

机体应对外界刺激，所产生的感觉，无非都是让我们趋利避害的，而且不同的感觉会诱使我们产生不同的行为。

机体的基本感觉包括：疼痛、瘙痒、舒适、酸胀、冷热等。

①疼痛：当机体受到严重伤害时，机体就会感觉疼痛。痛觉是一种生物学保护反应，使机体对有害刺激产生相应行为。如：清除或躲避伤害因素、保护受伤害的部位。

但是当体表损伤时，疼痛的定位非常精准，生命体因此也能做出有效的反应。

而内脏出现伤痛时，由于内脏的痛觉神经稀疏，机体的感觉就比较模糊、弥散、定位不精确。按理说针对机体内外的任何反应，生命体都会做出最合理的反应，尤其是对生命体非常重要的内脏器官。

是不是大自然在设计生命体的时候，觉得没必要对内脏的损伤做出精准定位和产生强烈的疼痛。因为不管内脏是不是受到了伤害，痛也好，不痛也好，它都不能停止工作。

但是生命体做梦也想不到，我们现代会发明手术，以及多么希望内脏的疼痛能精准反应受伤部位。

值得注意的是，某些内脏疾病往往可引起身体体表的一定部位发生疼痛或痛觉过敏，这种现象称为牵涉痛。例如心绞痛患者常感到左肩、左臂内侧、左侧颈部疼痛和心前区疼痛，胆囊炎症时常感到右肩部疼痛，阑尾炎早期感到上腹部或脐周区疼痛等。

这些不精准的牵涉痛，绝对不是暗示我们开肠破肚，清除伤害因子，也不是为了辅助现代医学临床诊断的。

难道仅仅是为了暗示我们内脏有病？我认为不会那么简单的。这些显现于体表的反射疼痛区，是想控制我们的行为呢？还是暗示我们做点什么呢？

②瘙痒：当体表皮肤瘙痒时，会驱使我们产生抓挠的冲动。早期的人类在野外生活，会经常受到昆虫的骚扰或伤害，所以，机体对昆虫在体表的活动非常敏感。机体通过瘙痒的感觉，刺激我们抓挠，驱赶昆虫。

③舒适：当我们做了对有利于机体生存、生育、生命的事情时，机体就会奖励我们舒适感。

比如三大营养素对我们人体很重要，当我们吃到这些营养素的时候，就会有甜甜的糖、香香的油、鲜鲜的氨基酸的快感；

比如有利于基因传承的性爱快感；

再比如：疲劳后的休息、困倦时的睡眠、紧张过后的休闲、饥渴后的饮水、饥饿后的吃饭、排便排尿等。

值得注意的是：瘙痒后的抓挠及酸胀后的按摩揉搓行为都会产生舒适感。

④酸胀：当机体有酸胀感的时候，我们会自觉不自觉地产生按摩揉搓的行为。疼痛感是为了让我们躲避伤害，舒适感是为了让我们趋利；瘙痒感驱使我们抓挠，驱赶昆虫。那酸胀感诱使为我们按摩揉搓行为的目的是什么呢？

比如走累了，腿部会酸痛，我们会自然而然地产生按摩揉搓的行为，按摩后腿会很舒服。

应对外界刺激。机体的反应无外乎：病理的、生理的、心理的反应，机体感受外界信息是为了诱使我们产生趋利避害的行为。

中医认为：按摩可以疏筋通络、活血散瘀、消肿止痛。

现代医学认为：按摩可以刺激人体的皮肤、肌肉、关节神经、血管以及淋巴等处，促进局部的血液循环，改善新陈代谢，从而促进仉体的自然抗病能力，促进炎症渗出的吸收，缓解肌肉的痉挛和疼痛。

看来按摩是一种良性刺激，机体就是想通过酸胀感，诱使我们产生按摩揉搓行为，目的是辅助机体自愈功能的发挥。

奇妙的是:循经感传也是以酸胀感为主,而且并不一定表现在受损部位。

比如头疼时,太阳穴会有酸胀感,按压太阳穴可以缓解头疼,按压合谷也可以缓解头疼。

眼睛疲劳时,耳垂中心部的眼穴会有胀痛感,按压后眼睛会很舒服。

当我们身体有疾患的时候,体表也会出现相应的酸胀点。严重时还会出现痛点,尤其是耳部穴位。而当我们按揉这些部位时,就会感觉疾患部位发生好转反应。

本人并没有系统地学习过耳穴疗法,所以,记不住几个耳部的具体穴位。但有一次遇到一个慢性胰腺炎患者,腹部疼痛难忍。无奈之下根据自己对经络的理解,在耳部腹部区域,寻找压痛点,发现了一个敏感点,经刺激不到一分钟,患者疼痛立刻缓解。几年来,患者多次发作都采用此法,倒也屡试不爽。

健康是生命体最重要任务,因此,机体一定会调动其所有来维护机体的健康。无论是有意识的、无意识的,主动的、被动的。总之,机体绝对不会无缘无故地在机体表面产生酸痛点,并使我们产生按压的冲动。

中医发现了体表反射点(区)与中医脏腑功用系统的关系。

现代西医也发现了各个脏器在耳、足的反射点(区)。

这些反射点(区)就是我们常说的穴位,奇妙的是在穴位下面并没有什么重要的组织,却能在按压刺激之后产生神奇的功效。

穴位下没有什么重要的组织器官,目的还是为了我们按压时不造成严重损伤。

穴位应该就是机体自愈系统的激活按钮。

当我们机体受到损伤时,机体并不需要我们开膛破肚进行维修。它在启动自愈系统进行损伤修复的同时,还会通过机体表面的酸麻胀痛点,诱使我们按摩揉搓,以便激活机体的经络(自愈、自稳控制系统)系统,调动更多的力量来辅助机体的康复。

更神奇的是我们的祖先竟然读懂了机体的暗示，并逐一发现了这些穴位，归纳、总结出了经络学。

附于体表的经络，其实就是想让我们按摩揉搓的方便。当我们的机体发生病理性损伤或穴位受到刺激时，神奇的机体就会暗示和驱动我们安抚的酸麻胀痛点。

中医发现的经络反应更加神奇，当我们刺激某个穴位后，机体还会依次激活相关穴位，形成循经感传反应。

如针刺足三里穴，很容易产生感传反应。当感传到达上腹部时，受试者就觉得胃部灼热或抽动，剧烈的胃痛立即消失。针刺商阳穴时，受试者出现肠蠕动增强等。针刺内关穴可使心律不齐患者心率恢复。

当然生命体不会仅仅依靠大脑皮层产生的循经感传，来驱使人的本能行为。还会在感觉投射的部位，产生生理变化，以保持对相应穴位或经络的长期刺激，进而促进相对应器官组织的康复。

如有些人会继发产生循经的红线、白线、丘疹、水疱和皮下出血等，还可发生循经性皮肤病。

有经验的中医经络师，还可以根据这些体表变化以及压痛点的部位，诊断出身体的疾病。《灵枢·九针十二原》载：“五脏有疾也，应出十二原。明知其原，睹其应，而知五脏之害矣。”

《灵枢·邪客》指出，肺心有邪，其气留于两肘；肝有邪，其气留于两腋；脾有邪，其气留于两髀；肾有邪，其气留于两月国 。张介宾《类经》注曰：“凡病邪久留不移者，必于四肢八溪之间有所结聚，故当节之会处索而刺之。”

说明古人早已认识到穴位具有反映病症的作用，机体通过穴位反映病症的目的，就是诱导我们对这个部位施以刺激。

中医发现针灸相应穴位：具有疏通经络、调和气血的作用，通过针灸可将失衡的脏腑功能调节至正常状态。

现代经络研究也发现刺激穴位的功效：具有良性、双向性，整体性、综合性、功能性、早期性的特点。

如果我们能正确解读生命体给我们的这些暗示，就会为疾病的诊治、生命体健康的维护，提供重要的手段。

（2）生命体为什么要设计经络

经络现象就是生命现象。要想知道经络是什么，我们是不是可以从西方生命学的角度去反观经络是什么？

1）健康是生命体的基本需求

人类通过医学掌控自身的健康，中医也就 5000 年，西医也就几百年。

而生命体在长达 36 亿年的生命历程中，其绝大多数时间并没有所谓医学的呵护。当机体发生伤痛时，不可能像现在一样打针、吃药、开肠破肚。

任何生命体不用"科学"的帮忙，也可以自然完成自身繁殖、生长发育、新陈代谢、遗传变异以及对刺激产生反应等。

作为活的生命体，为了应对不可避免的伤害，不管是高级的还是低级的生命体，都具备避险（防止损伤）、止损（应激）、自愈（损伤修复）、自稳（生命养护）及自毁（种群健康）等基本功能。

①避险：是生命体特有的一种主动的、前瞻性的规避风险的功能。

包括先天获得的本能以及后天获得的经验与知识。

如本能的怕死、怕疼、怕痒、恐高、怕黑、怕孤独、怕冷、怕热、怕火、怕水、怕劳累、好安逸、好美食、喜欢与异性交往、喜欢功名利禄等。

如后天获得的：一朝被蛇咬十年怕井绳，不愿被枪口或刀刃指着，怕考试等。

②止损：是机体遭遇损伤时的一种应激反应，包括生理上的、心理上的

以及行为上的。

生理上的：如受伤局部的反应。

止血：血管收缩、凝血机制启动。

抗菌：炎细胞集聚。

损伤部位保护：疼痛、肿胀，以便引起机体注意，避免碰撞。

如全身性的反应：神经兴奋，激素分泌增多，血糖升高，血压上升，心率加快，呼吸加速等。

全身保护反应：全身不适、倦怠、食欲不振、乏力等。

心理上的：强烈的心理压力下的人易发生失眠、疲劳、情绪激动、焦躁不安、爱发脾气、多疑、孤独、对外界事物兴趣减退、对工作产生厌倦感等。

如果外界的刺激过度激烈，或者长期，反复地出现，以致超出机体能够承受的极限，将会造成病理性损害。

出现诸如：失眠、持续疲劳、乏力、食欲不振、烦躁不安、精神难以集中、记忆力减退、性功能下降、无名低热等症状，但又查不出任何明显的器质性病变；严重的则可能有胃溃疡、心肌梗死等症，并导致内分泌、免疫功能和行为方面的负面变化，这就是生理学的应激反应综合征。

③自愈：自愈能力是生命体活力水平的标志之一，包括人体在内的诸多生命体，都存在一个与生俱来、自发作用的自愈系统，使其得以维持健康状态，免予机体内、外的生物、物理、化学伤害。

我们机体内每天有上成千上万的细胞死亡，但又会新生相应的细胞补充。

感冒了，机体通过发烧，提高体温来增强免疫力，以便对抗病毒细菌。

骨折了可以愈合，伤口可以长好，血栓了血管可以自行建立侧支循环。有癌细胞了，免疫系统可以自行杀灭。

现代医疗的作用被过分地夸大，严格意义上，疾病并不是被治好的，而是自愈的，所有的医疗方法都是辅助手段。比如：医生可以缝合伤口，但伤口的愈合与否还要靠机体的自愈系统，如果是糖尿病晚期患者的伤口缝上也长不上。

抗生素虽然可以直接作用于细菌，但其功效的好坏也有赖于机体自愈功能强弱。

机体自愈力的发挥，不会简单的各自为战，几乎涉及机体的所有系统的配合。与自愈有关的如免疫系统、应激系统、修复系统（愈合和再生系统）、内分泌系统、血液循环、消化系统、神经系统等。

如此复杂的体系，一定会有一个中枢控制系统，但是我们对机体自愈体系的控制系统并不清楚。

④自稳：生命体生长的环境是复杂的，但是生命体的细胞、组织、器官、系统却需要生存在一个相对稳定的环境内。现代医学发现：生命体可以通过体内的自稳系统来控制体内的正常环境。

正常机体的自稳系统，可以在不断变动的内外环境因素作用下，维持各器官系统机能和代谢的正常进行，保持机体内环境的相对动态稳定。我们把机体这时的状态称为"自稳态"，或称内环境稳定。

机体的血压、心率、体温、新陈代谢、腺体分泌，神经系统和免疫功能，以及内环境中各种有机物质和无机盐类的浓度、体液的 pH 等等，往往有赖于两类互相拮抗而又互相协调的自稳调节的影响而被控制在一个狭隘的正常波动范围，这是整个机体的正常生命活动所必不可少的。在各种自稳调节的控制下，正常机体各器官系统的机能和代谢活动互相依赖，互相制约，体现了极为完善的协调关系。

机体其他各个系统的功能发挥，完全有赖于机体自稳态的支持。

自稳态体系是生命体的自我维护体系，与自愈体系一样，也涉及机体的所有系统和功能。因此，也一定会有一套精密复杂的控制系统，但现代医学对此并不清楚，只是简单的推断主要在神经体液的调解下运行。

宏观上，我们饿了想吃饭，渴了想喝水等本能，也是自稳系统的一部分。

2）经络是为生命体健康服务的

喜欢寻找经络结构的西医，到现在也没有看到经络在那里，但是经络的功能却是明摆着的。

功能对应结构，结构决定功能。如果我们先放下结构的讨论，而是研究一下经络的现象与生命学的那些现象相近，然后从西医的功能、结构系统再迁回到中医经络的结构上来。如果他们的功能基本一致，那他们的组织结构也应该基本一致，也许就能搞清楚经络是什么了。

中医早就发现经络的功能了：决死生，处百病，调虚实，联系脏腑，沟通肢窍，运行气血，濡养全身，抗御病邪，保卫机体。

既然中医已经把经络的功能搞得这么清楚了，我们就应该顺着经络的功能，在人体上寻找现代生命学研究中有哪些生命学现象与经络的功能相近。

与中医经络功能高度交集的就是生命体的自愈、自稳体系了。

通过刺激经络可以促进机体的康复——自愈。

通过刺激经络可以维护机体的健康——自稳。

但是经络的功能与生命学的自愈、自稳功能相同，表现并不完全一样。

西方生命学的自愈、自稳体系更像机体自发的功能，而中医的经络体系却是可以人为干预的。

同样的功能不同的表象，只能说明他们是一个大体系中的不同部分。

自愈、自稳体系对生命体如此重要，生命体绝对会设计一个控制系统。

善于从微观走向宏观的、按部就班的西方生命学，其所收集的数据还不足以涉及自愈、自稳的控制系统。只是朦胧地感觉到他们受神经体液控制。

善于从宏观走向微观的、更关注功用的中医学，首先发现的就是能调控机体自愈、自稳的经络系统。

因此，中医的经络是一个体系，是一个至少涵盖了西方生命学的自愈、自稳体系的大体系。我们所关注的经络现象，只是经络体系的一部分，很可能与自愈、自稳体系有一个中枢，就是西医还没有搞明白的那一部分。

根据经络现象的表现，经络控制体系主要由神经系统组成，经络控制系统通过神经和体液共同协调发挥作用。

我们还是应该感叹生命体的神奇。在复杂的生命体系中，各个生命支持系统不但尽心尽责地发挥着各自的功能，而且各体系之间还相互支持与制约，并受上一级系统的调控。

最奇妙的是，生命体还设计了依附于体表的经络系统，可以通过人的主动干预，来调控人的健康。

人体是一个有机的整体，各脏腑，器官，组织在生理上相互联系，在病理上相互影响。当人体的某个部位或体系发生病变后，一定会通过神经（经络）渠道将信息反应到相应的神经中枢的经络控制系统。中枢自然要采取应对措施。协调相关体系，消除病害。

经络是机体维护自身健康的体系，机体所有与健康有关的组织、细胞、系统，包括神经、体液系统，都应该是经络体系的一部分。

我们所关注的经络现象，应该是机体自愈、自稳系统在体表的反射点，是生命体早就设计好的自愈、自稳体系的调节按钮，我们之所以看不见经络系统是因为我们离"太近"了。

中医的经络系统，就是机体维护机能正常的广义的自愈、自稳系统。循经穴位之间不是沿着神经线路串联的，而是通过神经系统并联的功能群。

（四）经络与练气

练气流派众多，大体上叫以分类有吐纳导引、意静虚无、存思观想、性命双修、功能应用类等，但归根结底还是为了机体的健康长寿。这一点与经络的功能又基本吻合。

通过正确的气功练习，确实可以起到祛病防病的作用，那练气通过什么机能来调节机体健康呢？

生命体设计经络的目的就是维护自身健康，但在人类诞生后的历史长河中，不可能像现在这样，通过学习掌握经络知识。

生命体通过酸、痛、痒的暗示，来告诉我们哪里需要刺激，哪里不能触碰。

经络通过病理或生理变化，来激活疾病康复反射点（穴位）；并通过酸麻胀痛感，来提示我们应该关注的部位。

但是，机体的这种暗示，是一种"善意"的暗示，一般不会强烈到影响我们的行动和思想。因为，在生命活动中，外部的危险要比内在的危险大得多。所以，身体上轻微的酸麻胀痛反应，不注意就很难感觉到。

平时我们的注意力，一般都是针对外界变化的，很少静静的感知机体自身的变化。

但如果在比较安静的环境中，取舒适的姿势，全身放松，慢慢用自己的"意念"，从头到脚、从前到后、里里外外地"巡视"体表所有的部位。就很容易发现身体的异常变化点。这些反应点不一定都在经络的连线上，可能是"阿是穴"。

没有发现异常变化当然好，如果发现了经络异常反应，通过按压或"意念关注"这些反射点，就能增强经络系统机能，促进机体的康复。

值得注意的是：意念可以使被关注的部位紧张，也可以使局部放松。但紧张或放松的效果相反。所以，在机体疲劳的部位我们应该通过意念放松，以利于疲劳的缓解；而在相关的经络穴位部位，我们应该持续地进行意念关注，以便激活经络系统，参与相关部位的康复工作。

对于紧张、亢进或疲劳的部位，我们应该应用意念放松的方法。

比如：眼睛疲劳时，我们一方面用意念放松眼睛局部肌肉，另一方面用意念在眼部周围慢慢巡视，寻找酸痛点并持续关注之。巡视的部位可以从眼部周围逐渐扩大到整个头部，甚至耳部、口腔、鼻部内外。

轻微的过敏性鼻炎、鼻塞、流涕、牙痛、失眠、腹泻、疲劳、头痛应用此法都有一定的效果，效果的好坏与控制自己意念的能力有关。

体表的酸痛点就是应该被活化的反应点，请相信机体的设计是完美的！

对于退化、弱化或康复期的部位，我们应该应用意念关注的办法。

比如用意念关注腹部可以迅速提高胃肠蠕动水平，对便秘效果良好。

中医练气的内视功法，应该就是意念的巡视。这里所谓的"气"就是如气体一样，看不见、摸不着又感觉到的循经传感现象。所谓的"得气"就是有传感现象发生。通过长期的气功锻炼，可以提高意念对经络的控制能力。

现代经络研究发现练气诱导入静后可使感传出现率大大提高，而且练功者易出现自发感传现象。

看来练气还是一个比较好的健身方法，刚开始可能很难集中注意力，但是经过一段时间的练习以后，就能逐渐学会控制自己的"意念"了。只要我们不把练气当成获得超自然能力的手段，就不至于走火入魔。我们可以通过经常性的"意念巡视"，来激活经络，实现养生保健、延年益寿。

神经系统就是经络系统的一部分，当然可以增强经络活性，其实我们身体的所有组织、器官，都需要神经的"滋养"。

"意念巡视"可以立刻提高意念所关注局部的活力。

　　比如：当蚊子在耳边嗡嗡响，我们的注意力（意念）全面关注蚊子的时候，我们周围皮肤的敏感度会大大提高，甚至能感知到蚊子的落点。

　　长期"意念巡视"可以提高机体的整体机能。如失明的人，因为长期将注意力集中在听觉上，往往听力比较好。上肢残缺的人，经过长期的练习，可以用脚完成大部分人只能用手完成的工作。有舞蹈基础的人，学动作就比较快。爱学习的人，理解能力就比较强。爱思考的人，发现问题的能力就比较强。

　　任何组织或器官被意念或神经关注都会提高活性。

　　如果某种原因引起的神经损伤，也会引起相应组织的功能下降、丧失或萎缩。比如神经性肌营养不良，脊髓损伤引起的下肢瘫痪等。

　　损伤的是神经，萎缩的是肌肉，神经与结构功能的关系可见一斑。

　　经常在全身进行"意念巡视"，可以活化被巡视部位的感受器官，被感受器官控制的组织，如腺体、黏膜、皮肤、胃肠道、听力、视力、肌肉等。

　　如果你是养生爱好者，就一定要静下心来学习，思考中医经络知识。按照中医经络的线路练习意念巡视，会更快的体会到"得气"的感觉。

　　中医发现了人体的十二经络及奇经八脉，西医受中医的启发，也发现了足部及耳部内脏反射区。

　　我们既不能无限放大或诋毁经络的作用，也不能纠结在经络的结构中，而忽略了经络的作用。

　　通过"意念巡视"达到活化经络、防病、治病的效果，但其效果与你的"功力"有关，而功力的高低靠与你平时投入的功夫有关。

　　经络师的外治功效，也会受到取穴、配伍、手法的影响。

　　而且，经络是通过启动人体的自愈、自稳功能发挥作用的，机体自愈、自稳功能的发挥，也必然受到人的心理、饮食、行为、状态、环境的影响。

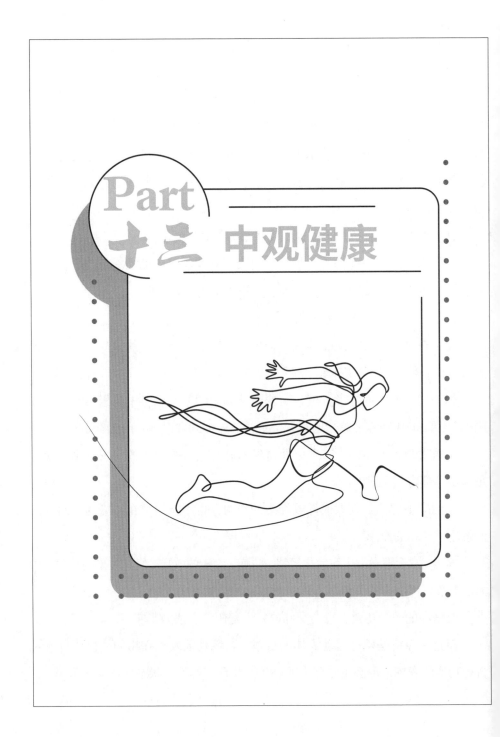

Part 十三 中观健康

（一）什么是健康？

养生的目的是健康，那健康的标准是什么呢？

1、中西医健康标准比较

关于健康标准，中医宏观抽象，西医微观具象。但是在程度上中医比较中庸（平人无病），西医比较极端（完美状态）。

西医认为健康是：生理、心理、道德和社会适应性四个层面处于完美的状态。完美的标准是什么？没有说。

中医认为健康是：精、气、神的平和状态（平人无病）。

"精"是什么？《素问·金匮真言论》说："夫精者，身之本也。""精"是看得见、摸得着、感觉得到的东西，就是生命的结构、功能。

"气"是什么？宋《圣济总录》提出"万物壮老，由气盛衰"。古人把像空气一样看不见、摸不着、感觉得到的东西都用"气"来形容，中医的"气"是指生命的状态。

"神"像神仙一样，看不见、摸不着，也"感觉"不到。虽然很难解释什么是神，但在日常生活中不会影响我们的使用。比如我们说：我说的话他都能心领神会，这幅画特别传神。

我们用军队来理解中医用精气神的理念。

"精"是指军队的物质基础：人数、武器、装备、训练水平、条例条令、管理水平、战士的身体素质、战斗经验、学历、出身、高矮胖瘦、团结程度、遵守条例条令的状况等一切的可度量的东西。

"气"是指军队内在状态：士气。

"神"是指这支军队的外部的表象，给人在心灵层面造成的反应，开心、喜欢、信任、害怕、讨厌，不同的"心"会有不同的反应。

所以，中医的神是指生命体的外在表象（神态）。这种神态会影响别人的潜意识、引起情绪反应、如别人见到你是开心还是不想说话等，中医师可以感知到你是平和、肝火旺、气郁、体寒、湿气重。

中医的健康标准：平人无病。是指在精、气、神三个层面都要平和。

西医的健康标准：完美。生理、心理、道德、社会适应性处于完美状态。

2、健康标准

我们总爱站在所谓科学角度给健康下定义，很少从生命体本身的角度来思考：健康的目的是什么？

（1）健康是生命体的本能需求

地球上的生命体经历了几十亿年的进化，人类从森林中的一只小型哺乳类动物进化到猿，再进化到人类至少也经历了6000万年。一个经历了6000万年精雕细琢的人体，其设计方案一定是完美无瑕的，也就是说：我们能想到的大自然早就做到了。

当我们进入现代社会后，就越来越爱用"科学"来阐述生命现象了，也就越来越忽视本能的存在了。其实，我们进入所谓的文明社会说得出口的也就几千年！

地球上所有的生命体,首先需要解决的是生存问题。当一个生命体诞生后，在今后的生命历程中，难免遇到风霜雨雪、冷热寒凉等物理伤害，也会遭受昆虫、野兽、病原微生物、有毒植物等生物伤害，甚至还要面临着同类的伤害。

其次是基因的延续，即生育问题，尤其是必须通过两性繁殖的物种，还存在着配偶选择及与同性同类的生育竞争问题。

再次就是寿命（生命）问题。当生命体成功地完成了自体的生长发育的任务、完成了基因的传承及辅助后代的生长发育的任务后，又会把自体生命的维护作为主要的任务。

没有生命体愿意自绝于世，没有生命体愿意无后，没有生命体愿意活得很艰难。但是，自然界的竞争是不可避免的、残酷的。任何生命体从他诞生起，就要面临着生命、生存、生育三大任务。面对残酷的生物竞争，只有生存能力强的个体才容易活下来，只有生育竞争力强的个体才有机会获得优秀基因组合，只有寿命长的生命体才能积累更多的生存经验，才能更好地辅助后代完成生存、生育任务。

所以，健康至少是生命体实现生命、生存、生育三大基本任务的基本保障。或者说：健康不仅仅是生理、心理、社会、道德的完美状态的表象，而是蕴含了支持生命体实现生命、生存、生育的三大要素。

既然健康对生命体如此重要，基因就一定会有维持健康的本能。

作为生命体，他必须具备判断自我、配偶、团队成员甚至对手健康状况的本能。我们在长期的生命历程中，就是靠本能维持着我们生存、生育、生命的。我们靠本能摄取食物、规避风险、选择配偶、改善生存状态，延续生命。

生命体为了使自己的后代更具生存能力，其性取向也会本能的取向更强大、更聪明、生育力更强的个体。

当男性一旦具备了生存能力，或实现了生存价值，就会本能的产生娶妻生子的想法。如当一个男人金榜题名时，我们自然而然地想到他该洞房花烛夜了。

当女人进入生育期时，就会本能的希望得到男人的安全（生存）支持。

人们从骨子里就没有让女人承担生存任务的想法,这不是性别歧视,是生物学使命决定的本能。

现在的关键是我们如何解读本能给予我们关于健康的暗示。

本能是生命体在长期的进化过程中逐渐获得的,一切有利于种系繁衍和个体生存的、能通过基因遗传给后代的功能。也可以说本能是基因根据其传承过程中,所获得的历史经验,所归纳出来的能维护生命体生命、生存、生育的基本功能。

当我们做了任何对我们个体或群体有利的事情时或者说做了生命体希望你做的事时,生命体就会给你好的暗示——愉悦感;当机体受到内、外因素伤害时,机体就会给我们不好的暗示——痛苦感。

如当我们吃到对人体生存、生命极其重要的三大营养素时,基因就会给我们愉悦的快感——糖甜、油香、肉鲜。

我们人类对美丑、好坏、愉悦痛苦等感觉,无不源于基因对生命、生存、生育的理解,也就是说:生命、生存、生育也是我们判断美丑的三要素。

当我们看到与自己生命有正相关的事物时,都会有美好的感觉。如:看到刚出生的毛茸茸的小鸡、小猫、小狗,长寿健康的老人,绿色的深林、清澈的河流,自己国家的国旗、军队等。听到赞美自己年轻的语言,吃到了美食。

当我们接触到与自己的生存有正相关的事物时,也会有美好的感觉。如:挣了一大笔钱、受到了上司的赏识、职位得到了提拔、舒适的住房、夏季酷热时的凉爽、冬季严寒时的温暖。

到我们遇到与生育有正相关的体验或暗示时,就会有愉悦的快感。如代表生育的鲜花、美丽的女人、帅气的男士、情人的礼物、性交的快感。

人类对人体美的认同似乎有着一种默契,大家对美有一个不约而同的标准。当男人看到一个皮肤细腻、柳眉杏眼、长发披肩、乳房高耸、丰满浑圆、蜂腰肥臀、双腿修长的漂亮姑娘时,当女人看到一个高大威猛、虎背熊腰、五官轮廓分明的帅哥经过，都会产生愉悦感并情不自禁地多望几眼，这是源于基因对生存和生育需求的本能。

这种本能甚至在还不会说话的婴儿身上都能体现出来。

英国埃克塞特大学心理学家艾伦·斯莱特研究发现，向婴儿们分别展示几组照片，照片的对象分别为好莱坞电影主角一般迷人的美女帅哥、相貌平平的普通人以及"丑八怪"，结果显示，无论哪种性别的婴儿，都会将目光长时间停留在那些光彩照人的照片上。

斯莱特同时指出，出众的相貌不仅能为好莱坞骄子在星途上助一臂之力，也能让普通人在日常生活中事半功倍。因为人们总是倾向于相信有姣好面貌的人，认为他们更加诚实、守信等等。在这个问题上，绝对的公平竞争似乎成为空谈。

（2）如何从本能中感知健康

健康对人体如此重要，伟大的生命体一定会通过本能给我们判读健康的方法。

作为在自然界中，体力上并不强势的物种，我们必须具备寻找狩猎伙伴、生育伙伴、判断竞争对手的强弱与自身健康状况的基本功能。

但是，在人类进化的历史长河中，我们在绝大多数时间里，并没有语言、法律和道德，我们只能靠本能去解读基因给我们的暗示。

那生命体是通过什么标准来感知是否有利于生存、生育和生命的信息呢？应该是结构与功能，因为只有合理的结构与功能才是生命体实现健康的基本条件。

结构决定功能，健康是生存力强、生育率高、寿命长的根本保证。

人类的美感就是源于基因对实现自身使命需求的暗示。

年轻的年龄、成熟的稳重、超长的寿命、优美的身材、良好的气色、良好的沟通能力、坚强的意志、正能量的思想、无私的行为都会给我们的美的感觉。

我们不要忽视基因给我们的美感的本能，我们就是靠着它延续下来的，事实上在绝大多数情况下，本能是比较可靠的。

后天社会可以在短期内抑制或放大本能，但是不会创造本能，所以，我们后天的所有的表现都和本能有关。

生命体不可能通过解剖来了解自身或别人的健康水平，如果我们具备了生命体生存、生育、生命的基本条件，生命体就会给我们奖励，让我们具有愉悦感。

所以，生命体对健康的理解就是好感。

一是好看。

生命体不会平白无故的给我们辨别好看与否的本能。

外在表象最能反映一个人的健康状况了，大多数情况下我们一眼就能看出别人的大概年龄、身体、心理状况。

结构决定功能，结构的变化不仅仅反映我们外在的功能改变，我们体内的不良变化也会通过外在变化反映出来。

中医早就发现了这一现象，中医认为"有诸内，必形于诸外"，中医通过观察人体的细微变化就能判断出人体的健康状况。

如果你有一个符合性别的、让人喜欢的好身材，为人得体、举止优雅，拥有别人羡慕的气色，秀美的发质，明亮的眼睛，优良的视力，灵敏的嗅觉，光洁、细腻的皮肤，洁白整齐的牙齿，那你的相关系统就是健康的。一般来说，我们年轻时，身体各方面都是最好看的时期，一般也是我们最健康的时期。

比如女人的美和生育力（年龄）、女性特征（雌激素水平）有关，男人的美和生存能力（事业有成）、男性特征（雄激素水平）有关。

正常情况下，不管男女，我们都喜欢身材匀称的人。尤其是女性更关注自己的腰臀比，因为腰细的女人和生育力、内分泌密切相关，青春期以前和更年期以后女性的腰臀比都会下降。

男性体型过胖人会影响奔跑速度，不利于追捕或逃避野兽。身体过胖一定和消耗同类资源有关，所以，会引起同类不舒服的感觉。也会引起基因中固有的利他机制，启动自毁程序，因为基因不会允许任何一个人浪费同类的资源，现在也发现过胖的人容易得糖尿病、心脑血管病、脂肪肝等。

体型过瘦的人抗病及耐寒、耐饥能力差，过瘦的人易得呼吸道系统疾患、免疫功能差等。同样，一个生命个体如果获得食物的能力太差，基因也会启动自毁程序，自然界就是这么残酷，毫无"人性"可言。

奇妙的是，在饥荒年代我们又会喜欢相对胖一点的人，在富裕时期我们会喜欢相对瘦一点的人，这也是本能针对环境改变所做出的调整，目的还是健康。

结构决定功能。身材比例不合适的人不仅仅是不好看，其动作也会不好看，甚至还影响生育力。如男性过胖或过瘦会影响生存力，女性过胖或过于虚弱会影响生育力。

其实，很多外观感觉暗含身体状况的信息。如发育不健全的人、动作不好看的人，可能在基因、营养方面有问题，我们的年龄也基本上可以在外观上看出来。又比如顽固性色斑、面色灰暗、痤疮、皮疹、青春痘、牛皮癣、头发干枯或油头、头皮屑、类风湿导致的骨关节变形、近视、斜视、佝偻病、脊柱侧弯、驼背、罗圈腿、牙不齐、牙黄、小腹隆起、腰部赘肉增多等不良外观本身就是疾患。

二是好用。

好用是我们健康的目的，好用表明你的功能符合生命体的需求。

如果你听力、视力、嗅觉、触觉、味觉都很好用，说明你是健康的。

如果你的记忆力、判断力、联想力、反应力高；想睡就睡，该醒就醒，精力旺盛，说明你的神经系统发育良好，智商高当然有利于生存。

如果你吃饭香、排便好，说明你消化系统好。

如果你不易患各种感染性疾患，说明你的免疫功能良好。

如果你的身体棒、体力好、耐疲劳、爆发力强、耐寒暑、性功能强，说明你机体的运动系统、心肺系统、消化系统、生殖系统等整体状态都好。

如果一个人的运动能力低下，易疲倦、沮丧，易紧张、情绪不稳定，失眠、多梦、记忆力差、吸收能力减弱、消化不良、内分泌失调、感知能力差、性功能减退等就很难是健康的。

三是好受。

好受是机体处于健康状态时基因对我们的奖励。我们的机体有一套非常奇妙自诊系统。通过好受与不好受来规范我们的行为。

有病就不会好受，累了、困了、冷了、热了也不会好受，这是基因给我们的暗示，是提醒我们需要采取措施，如果我们忽视了这种不良感觉，就会受到惩罚。这种不良感觉不仅仅表现在疼痛或功能障碍，还有一些是似是而非的不良感觉。

感觉明显不好的疾患有高血压、糖尿病、痛风、月经不调、痛经、腹痛、偏头痛、腰腿痛、胃痛、结肠炎、过敏、乳腺增生、子宫肌瘤、宫颈糜烂、前列腺增生、结肠息肉、脂肪肝、乳腺癌、宫颈癌、子宫癌、前列腺癌、肝癌、结肠癌、直肠炎肛裂、痔疮、便秘、腹泻、口臭、胆结石等。

四是好心（情志、思想）。

心态的好坏对健康的影响非常大，已越来越受医学界的重视。

生命体之间的交往能力关乎生命体的生存、生育、生命状态。因为，人类离开了群体，是很难生存的。

人类之间的交往能力应该属于我们现在常说的情商范畴。

西方心理学者发现：事业成功人士中，智商高的占20％，情商高的占

80％。所以情商的好坏更会影响生命体的生存质量。

情商的能力包括知己力、控己力、激己力、识人力、控人力。

我们常说的信心，恒心，毅力，忍耐，直觉，抗挫力，合作精神等都属于情商的范畴。

3、中观健康

西医主要从物理化学水平研究了健康的含义，研究的是健康的特殊规律，所以更多地体现在机体的功能与结构上，追求的是生存力。

中医主要从哲学范畴描述了健康，研究的是健康的一般规律，认为健康就是和谐，追求的是寿命。

而生命体对健康的理解就是生存、生育、生命。

功能、结构与寿命一定有密切的关系，生存力与寿命也有密切的关系，但他们并不完全等同，一定有一个最佳结合点。

西方的健康观，受西方文化的影响，自然产生西方式的保健方法：健美、拳击（理念不同于武术）、长跑、短跑、篮球、足球（理念不同于蹴鞠）等极限运动。短期内你的肌肉会越来越多，精力会越来越旺盛，甚至恨不得打强壮剂和兴奋剂。

按照中医的理念，运动量过大会伤元气，缩短寿命。比如，成年人的心包不会再长大了，过分运动，可以造成心包腔内的左心室壁肥厚，进而影响心脏功能，其结果很像高血压造成的结果。如果走偏了，结果就像西方历史一样：西方国家只要有机会就会拼命地发展武力，短期内使其国家无比强大，但等到他的国力（元气）耗尽时，往往会迅速崩溃。

中医的健康观，受中华文化影响，产生中式的养生方法：太极拳、散步、武术、气功。按照中医的养生方法：不会练成膀大腰圆，不会成为骨感美人，但会拥有更长的寿命。

中医的健康观是和谐的，但是这种和谐又是阴阳对抗中的和谐。比如，年轻的健康人，阴阳都很强盛，抵御外界环境变化的能力就强，天冷一点热一点都没事，增减衣物也不勤；老年人或阴阳两亏的人就不同了，冷一点热一点都很敏感，常为增减衣物的事与年轻人争吵。

"平"是相对的，是竞争性的，不能过于消极，比如怕冷的人你可以通过多穿衣服或耐寒训练来应对。结果是多穿衣服的人，不消耗"元气"，但会越来越怕冷；耐寒锻炼的人会越来越不怕冷，但又会消耗"元气"。中华养生文化里有太多的清、淡、薄、寡、避等，更消极的甚至远离社会与世无争，过度消极的结果反而易于造成阴阳两亏。就像中华历史的某些阶段一样：不好创新与变革，追求超级稳定。结果总在外强的干预下崩溃。

所以，保持结构、功能的合理强壮及内外和谐是抵御外邪的根本保障。

我们研究健康的目的是维护健康，是为我们的养生指明方向。

综上所述，我们对健康应该有一个比较全面的认识了。

（1）健康是生命体对某一特定时空的适应

我们人类及其他生物体，生活在地球上、宇宙中，我们的一切似乎主要来源于环境对我们的恩赐。相对于环境，我们是那么的渺小。我们人类为了适应环境的改变，连食谱与形象都发生了巨大的变化。所以，我们不可能抛开时间和空间来谈人的健康。

人类的进化过程，实际上就是一个对环境适应的过程，我们在远古时期的体质状况和现在完全不同。

（2）健康是相对的，是在特定条件下的一种稳态

人类如果在特定的地区，相对封闭的环境里生活较长的时间，也会形成

特定的种族和族群。

这就是我们常说的"一方水土养一方人"，他们可能更适应某种特定环境的生活，如果生活环境改变太大，许多人就会难以适应，就会出现中医常说的"水土不服"。这些"水土不服"的人在原环境下是健康的，在新环境状态下就不是健康的了。

白种人似乎更适合在寒带生活：他们缺少色素的皮肤，有利于接受紫外线，巨大的鼻子有利于预热吸入肺部的空气。

黑种人似乎更适合在热带生活：他们丰富的黑色素，有利于防止紫外线，卷曲、朵状的头发更有利于散热。

而黄种人似乎更适合在温带生活。

同样是黄种人，长期生活某一特定区域内因为环境、气候、海拔、饮食结构的不同，其形态、身体素质也会有细微的区别。

面对强大的自然环境，我们地球上的所有生命体除了适应，似乎别无选择。所谓适者生存，应对环境改变能力强的个体生存概率相对大一点。如果生存的大环境改变的太大了，我们与原系统达成的稳态，就被新系统破坏了。原系统中的健康人，已不是新系统中的健康人了，如不改变就难以生存了。

如：长期生活在低纬度地区的人更适应温暖潮湿的环境，长期生活在高纬度地区的人更适应寒冷干燥的环境。

如：从小吃大米饭的长大的人，吃小麦面食就很难接受。

当我们的机体从一种环境状态下转换到另一种环境状态下时，机体自身就会进行适应性调整。当环境变化太突然，超过了机体适应能力时，就有可能引发疾病甚至死亡。

春秋两季，疾病多发就是与这个时候天气变化太快有关。环境的改变，还会对基因造成压力，当环境的改变超过了基因的适应速率时，生物体要么变异以适应新的环境，要么造成物种的灭绝，恐龙的灭绝就是环境变化的速度超过了其机体或基因适应的速率而引发灭绝的典型事例。

一个适应了在低海拔地区生活状态的人,初到高海拔地区生活,机体的状态就不是最佳状态,他需要时间进行适应,如果调整不好就有可能引发疾病或死亡。常吃素的人,突然大量食荤易引发肠胃炎;常戴帽的人,冬季脱帽就易引发感冒。

长期生活在紧张环境或休闲环境的人,突然改变生存状态,往往会难以适应,电视剧《亮剑》里的李云龙以及二战美国将军巴顿也是典型的例子。

现代慢病的高发,就是环境改变速率超过基因适应速率的典型例子。在以往的日子里,我们的祖先从来没有像现在这样饱食终日、极度偏食、错季饮食、醉酒当歌、以车代步、冬暖夏凉、日夜颠倒;从来没有像现在这样快节奏的生活,结果导致精神紧张、心理压力过大;从来没有像现在这样大量进食各种化学添加剂、化学药物。这些源于西方的、鼠目寸光的 "文明"生活方式,其危害性只有在碰得头破血流时才能逐渐被西方式思维的人所明白。

我们身体的状态每天都会随着时间的改变而改变。这一点中、西医都有相同的认识。生物体在长期的进化中,为了适应地球的四季变化、日月交替、月圆月亏、潮起潮落、地球磁场变化,逐渐形成了生物节律。

《黄帝内经》就比较系统地阐述了四季和昼夜时辰变化对人体气血运行、功能消长的影响,以及与疾病的关系。提出了"生气通天""脏器法时""天人相应"的观点,并根据脏器功能与时间的关系总结出了《子午流注》学说。

现代时间医学也发现人一生的健康状况,甚至一日之内的状态都会不一样:血压、记忆力、体力、免疫力、内分泌、体温、精神状态等。

健康状态也会因四季变化而改变,如果机体调节能力差,就易发病。春、秋两季的疾病多发,就是某些人不能适应环境改变造成的。

也许我们应该把适应环境改变的能力或应激力,作为一个健康指标。

适应环境变化的能力越强,似乎就越健康,比如年轻人一般就比老年人适应环境变化的能力强。

但是适应环境改变的能力又似乎具有方向性。比如有的人耐热，有的人耐寒；有的人"喝油"都不胖，有的人"喝凉水"都长肉；有的人好动，有的人好静；有的人耐湿，有的人耐燥。

按照中医的说法，什么事都不能"过"，所谓平人无病。

因此健康是相对的，是在某一特定时空中，生命体内、外环境所处的一种和谐状态。

但是，环境是时时刻刻在变化的，机体在长期的进化中，也具备一种在一定的范围内，进行自稳调节的功能。

中医早就发现了人体这一功能，把它称之为"正气"；西医后来也发现了人体这一功能，称之为"自稳"，当人体内各种状态处于平衡时，就称之为"自稳态"。

西医系统医学的自稳态概念是指：正常机体主要在神经和体液的调节下，在不断变动的内外环境因素作用下能够维持各器官系统机能和代谢的正常进行，维持内环境的相对动态稳定性的一种状态。机体的自稳体系是多层次的，也是多元的。它的多层次，表现在整体水平、器官组织水平、细胞水平、分子水平。

具体地说：正常机体的血压、心率、体温、代谢强度、腺体分泌，神经系统和免疫功能状态以及内环境中各种有机物质和无机盐类的浓度、体液的pH 等等，往往有赖于两类互相拮抗（阴阳）而又互相协调的自稳调节的影响而被控制在一个狭隘的正常波动范围，这是整个机体的正常生命活动所必不可少的。在各种自稳调节（元）的控制下，正常机体各器官系统的机能和代谢活动互相依赖，互相制约，体现了极为完善的协调关系。

（3）什么是健康

站在生物学使命来讲，可否这样理解健康的含义：

健康是相对的，是机体在某一特定时空中，处于自稳调节时的状态。表现为人体各器官系统发育良好，结构完整，能够充分保证机体完成生命、生存、生育任务时的状态。

自稳态强调的是功能，是机体应对机体内外环境变化的能力。

我们的健康与机体内、外环境是否和谐密切相关，包括我们的生活方式、地理环境、居住环境、社会环境、饮食习惯、节气变化、年龄、基因等因素的和谐与否。

平衡与和谐状态就是最佳状态，这个最佳状态是一个动态平衡状态，机体只能通过不断的调节来维持这种平衡。

各种平衡中，代谢平衡最重要（中医的脾），如果代谢失衡，就会影响结构。结构（宏观与微观结构）或代谢的改变都会影响功能。因此，结构与功能是健康的表象，而代谢的平衡与否才是影响健康的根本。

这个代谢是广义的，它应该包括生理、心理、社会与环境以及道德的和谐平衡。心理失衡一样会影响功能与结构，机体不能适应环境与社会一样都不是最佳状态。

健康是动态的：受环境与时间的控制，我们不可能何时、何地都健康。

健康是复杂的：我们不可能百分之百健康，我们机体所有的器官、组织细胞、基因很难同时健康。比如：有的人脑死亡了，不代表他的其他器官不健康了，否则我们怎么解释器官移植。

绝对的健康是有条件的：是特定的时空、环境中的健康，是现代养生所追求的极致目标。

（二）什么是亚健康

1、中西思维下的亚健康

在民间广为流行的亚健康概念，主流医学界并不认同，原因是健康、亚健康与疾病不好界定。

在哲学范畴上确定亚健康的概念比较容易：亚健康就是病与非病之间的中间状态。但是具体操作起来却非常困难，关键如何界定健康、亚健康和疾病。

目前有关亚健康的理解是：感觉不好，又没有"病"。感觉不好，又查不出病，很可能是医学检验手段或医生的诊断水平问题。其实，现在有好多病，没感觉都能查出来。

提出亚健康的概念，无疑是有非常积极的意义。但如果定义不科学的话，以不适感觉作为判断亚健康的标准，很容易将健康、亚健康与疾病混淆，甚至产生很严重的后果。因为，有些不适感觉可能是大病的信号。

民众普遍接受亚健康理念，是因为中医有"未病"说法。亚健康的哲学定义是病与非病之间，中医的"未病"也是病之前，两者似乎一致，又截然不同。

《黄帝内经·素问·四气调神论》有一段著名的论述：圣人不治已病治未病，不治已乱治未乱，夫病已成而后药之，乱已成而后治之，譬犹渴而后掘井，斗而后铸尺，不亦晚乎。

中医的未病是"疾病未成"之意，即"已有病因存在但尚未致病的人体状态"。

中医主张"未病防因""未病除因"。对于已病之人，中医也会"既病防变"，防治的还是导致病变的"因"。

可以看出：中医的"未病"涵盖整个生命过程。现在无病，将来也许会有病；现在已病，将来也许会加重。都需要在"未病之时"（未病防因或除因）或"病未加重时"（既病防变）治未病。

这也是中医为什么一直强调三分治七分养的原因，治的是已病，养的是未病。

因此，中医的"未病"与现代俗成的亚健康理念完全不同。

一是关注点不同。

现代亚健康定义关心的是"症"，是寻找亚健康的标志。

中医"未病"关心的是"因"，是这个病因会不会导致以后的病。

二是目的不同。

中医治未病的目的是防止有可能发生的疾病或已发生的疾病加重。

现代亚健康理念的提出目的是为养生行业划定一个限定区域，避免他们涉足医药行业的固有领域。

三是内涵不同。

西医的思维习惯是静止的、分裂的。秉持西医习惯确立的亚健康理念是对疾病发生发展过程的横向切割为三个阶段：健康、亚健康、疾病，但是让主流西医纠结是，到目前为止还是没有找到切割点。

中医的习惯是动态的纵向分层：未病之中可以有已病，已病之中可以有未病。

2、亚健康的标准

源自中医治"未病"思想的现代亚健康理念，是个不错的理念，哲学上也说得过去。但是出于不同的思维方式，就会产生了不同的解读。很多人将亚健康与中医的"未病"等同，是因为没有仔细琢磨过，他们不同的出处与差别。

被西化了的医学界，发扬分而析之的科学精神，一点一滴地寻找亚健康的客观指标以及与疾病的分界点，并因此研发了大量的所谓"亚健康"诊断仪。

如量子检测仪、远红外断层扫描仪、超高倍显微诊断仪、生物电、磁诊断仪、生物电诊断仪、虹膜仪、动脉弹性测定仪、彩超、微循环功能测定仪等，但是按照西化亚健康定义，这些仪器更像是疾病早期诊断仪，而使用这些仪器的也往往是西医医疗机构或是体检中心。

但是直到现在也没有发现足以令人信服的，有关亚健康的指标，几乎都是似是而非，以至于主流医学界并不怎么认同亚健康理念。

（1）亚健康是疾病的量变的过程

既然亚健康理念从哲学角度能说得过去，那我们就先从哲学角度思考一下什么是亚健康。

任何事物都有一个量变到质变的过程，是否可以将亚健康定性为疾病的量变阶段？从养生的角度来看，亚健康（未病）应该是不良因素对机体损伤的量变阶段。就像一个人有不良行为，但还没有触犯法律，而"已病"是不良因素对机体损伤的质变阶段。

比如：某人好大吃好大喝（量变阶段），结果愈来愈胖（质变阶段）；同时好大吃好大喝以及越来越胖也可以是心脑血管病的量变阶段，心脑血管病是越来越胖或好大吃大喝的质变阶段。

其实，大多数慢病的量变阶段都很漫长，如果早点注意就会有效地降低发病率。

（2）亚健康是疾病的可逆阶段

任何疾病是否都应该有一个可逆与不可逆阶段。是否可以将疾病的可逆阶段定为亚健康？只不过有的可逆阶段长，有的可逆阶段短。如：一个人压力大，心情不愉快。这时如果有人或自己排解一下或换一个生存环境，也许就没事了。要是排解不了不愉快的心境，心情持续低迷，就有可能患上抑郁症甚至精神分裂。

在这个阶段一切都是可逆的，可以通过无创性的方法，针对病因进行调理康复。如应用改善生活习惯、均衡饮食、营养素补充、中医食疗、运动、心态等方法进行调理。

研究亚健康的本意就是为了防病或防止病情的恶化，与中医治未病的目的完全一致。

3、中观亚健康

大家关注亚健康的最终目的还是为了人体健康，因此，我们不应该纠结在什么症状是亚健康的表现，什么症状不是亚健康的表现上。

我们应该学习中医治"未病"的理念，将养生的领域涵盖的人生的所有阶段。而不管机体是有 "病"还是"未病"，反正有"病"要养、"未病"也要养。

现代亚健康研究应该将重点放在人体养生（无创性对因治疗或自然疗法）方法的研究上。

如果非要给亚健康设定一个范围，那我们是否将疾病早期的量变阶段、可以通过自然疗法康复的可逆阶段，以及通过控制病因，机体就能自然康复时的状态，都涵盖在亚健康或未病范围内。

即亚健康是指：机体各系统结构、功能与代谢失衡，通过无创性对因治疗能基本康复时的状态。

或者亚健康是指机体自稳调节系统紊乱，通过无创性对因治疗能恢复平衡时的状态。

按照这个定义，我们就在以急救与对症治疗见长的西方医学前面，增加一个大纵深的现代养生防线，可以有效而又安全地推迟疾病的发生、发展；可以为现代养生工作提供一个明确的目标——亚健康阶段；为无病十分养，慢病七分养找到依据。

这样就可以理解中医药食同源的意思，明白为什么食疗能治"病"。也就是说通过无创性对因治疗能调理好的"病"不是病，而是亚健康。

这样就可以理解中医异病同治的内涵。异病同治，治疗的是病因，一种原因可以引起多种病症。消除了病因，症状也就会慢慢消除了。如高热量膳食可以诱发肥胖症、糖尿病、高血压、冠心病、动脉硬化、脂肪肝等疾患。

这样也可以理解中医同病异治的内涵。同病异治，治疗的还是病因。一种症状可以由不同的病因引起，针对不同的病因采取不同的方法，治疗了同一种症状。如引起头痛的原因，可以是高血压、高原病、疲劳、缺氧、外伤、肿瘤、紧张等。

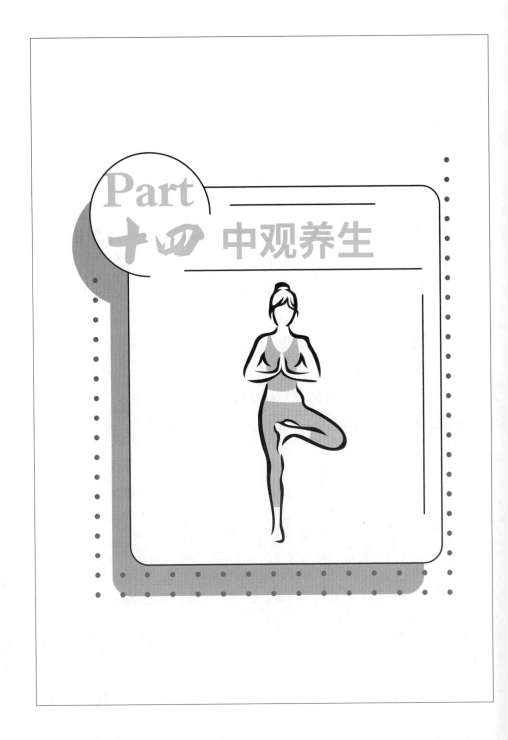

Part 十四 中观养生

任何生命体都是基因经过36亿年进化来的一个完美的无以复加的精密机器。

在漫长的生命历程中，我们的生命体经历了各种风霜雨雪、严寒酷暑、豺狼虎豹、病毒细菌寄生虫害、饥寒交迫、生老病死、人际战争。我们不但没有灭绝，且成为地球上最"成功"的生命形式。

在绝大多数时间里，我们不是靠医学，而是靠基因赋予我们的本能，让我们繁衍生息至今。

因为我们具有强大的大脑，具有趋利避害能力，因为我们的机体有强大的自稳、自愈系统。

我们能做的就是给机体创造最佳的生存环境，生命体自有其生存之道。

（一）维态养生

中观养生就是维态养生，维态就是维护人体的最佳生命、生存状态。

1、最佳生命状态

（1）我们到底应该维持一个怎样的生命活力？是不是越强越好呢？古人说：身强力壮不长寿，病病殃殃活百年。这个有道理吗？我们可以比较一下多吃多动的强体力运动职业运动员与少吃少动道士的寿命就可以明白了。

（2）最佳体重还是最佳体型？影响体重最大的因素是骨骼和肌肉，而我们最想减的脂肪反而是最轻的物质，其实体型和运动能力却是最容易感知的。

美好的体型是基因给我们的直觉,目的是暗示我们要向这样的体型一样优美。大腹便便确实不利于奔跑狩猎,也易患代谢性疾病。

（3）维护最佳的生物学健康状态:好看、好用、好受、好心。

（4）维护中医的健康状态:精、气、神的平和状态。

（5）维护西医的结构功能正常。

2、最佳生存状态

养生的核心就是维护生命、生存的最佳状态,不要触碰机体的自毁开关,以免机体进入自毁程序,因为基因不会让生命体死乞白赖地活着。每个人的体质状态不同,最好找到自己的最佳生存环境。

比如长期在低海拔环境中生活的人,到高海拔环境下,身体素质差的人就容易发生问题。体寒的人更应该到较热的地区或环境去生活,基础代谢率高的人就可以生活在凉爽的环境。

比如男女的生物学使命不同,男人就应该从事压力大的、体力强度大的工作,多进行体育运动;女人最好不要从事精神压力较大、强体力的工作,否则很容易导致内分泌改变;老年人基础代谢率低怕冷,孩子代谢率高怕热;有的人喜欢有压力的生活,一休息就得病;有的人喜欢安逸的生活,压力大就易病,那就应该按照自己的爱好选择工作,一吃就胖的人,那就少吃多运动。

比如种群生物学使命不允许任何生命体多吃多占,一个人太胖,基因就会启动自毁程序,易患高血压、糖尿病、痛风、心梗、脑梗等。

比如肥胖、消瘦、焦虑、失眠、便秘、腹泻、容易感冒以及任何慢性病,都不是生命的最佳状态,就应该积极的进行调整,高温、湿寒,污染的环境、空气、水、食物、竞争过于激烈、严重的家庭矛盾、社会动乱等都不是最佳的生存环境。

（二）养生是无创性对因治疗

1、消除病因相当于对因治疗

养生的目标是消除一切影响健康的因素，因为生命体有强大的维护健康的能力。但是这种抗病能力不是无限的，当致病因素的强度超过了机体抗病能力的阈值时就会患病。

维态养生的重要任务，就是搞清楚这些阈值，以便我们趋利避害防止致病因素对我们的伤害。

我们之所以会得病是因为我们不知道害在哪里、利在何方。

我们的生活状态并不是恒定的，春夏秋冬、天南地北、贫困富足、悠闲紧张、疫病流行、战争灾害、生老病死。但我们的机体也有强大的适应能力，会根据个体的生存状态，在一定的阈值内进行适应性调整。当我们的生存状态变化，超越了我们的适应能力时，机体就会受到伤害。

虽然，我们机体具有强大的抗病、自稳、自愈能力，但是，还有自毁系统。轻微的伤害，我们的机体可以自行康复，严重的在医疗的帮助下得以康复；但是伤害过于严重，当机体"认为"难以恢复的时候，机体就会进入自毁程序，这时候就很难救治了。

从生物学角度看，我们很难改变大环境，但是可以趋利避害。我们尽量地使我们的机体生活在一个"最佳"的环境中，同时尽量把机体"养"在一个"最佳"状态下，我们就不容易得病了。

2、常用无创性的方法

养生不是救治疾病，没必要造成二次伤害。所以，消除病因的方法必须安全无创。这次新冠肺炎，针对新冠病毒这个"因"，我们戴口罩、不到人流密集区去、居家隔离、吃富含营养的食物提高免疫力等预防方法，就是对因治疗。

（1）防止病原微生物感染

随着抗生素的和疫苗的大量使用，生活环境消毒剂的大量使用，让我们似乎远离了病原微生物的伤害。其实，这也会导致我们免疫功能的退化。非常容易在新的、突变的病毒细菌面前受到严重的伤害。

因此，在非疫情期间。不要过分使用消毒剂，不要过分洁净，坚持适度运动及耐寒锻炼非常重要。

（2）消除病因，不仅仅是预防疾病，而且还能配合治疗

比如减肥、戒烟、低盐饮食，不但适用于高血压的预防，一样也适用于高血压患者。

比如减少暴饮暴食、少食多餐、少喝高糖饮料、少吃甜品、加强运动等方法，对糖尿病的预防与治疗同等重要。

（三）人体使用说明书

1、做对自己

（1）特质与养生

首先是要做对自己，因为每一个人性别、年龄、职业、生活地域、饮食习惯，特别是先天特质不一样，养生的方法就不一样。

按照自己的人格特质做对自己，只有这样工作、生活就会顺利，别人也容易理解，自己心情就会愉悦，工作效率也会极大地提高。否则，做事就会阻力重重，得不到别人的理解和支持，基因就会启动自毁程序，影响身体健康。

1）领袖特质的人

这种人似乎是为了动乱时期而来到这个世界的，抗压能力特别强，喜欢挑战权威，喜欢决策、做一把手，没事干的时候特别容易得病；这种人似乎是应对饥寒交迫来到这个世界的，胃肠消化功能特别好、吃什么都长肉，体质好、不怕冷，不易感冒。但是不能多吃，非常容易患营养堆积性的代谢性疾病。

2）宰相特质的人

这种人似乎天生就是辅佐之臣，善于策划与维护团队关系。特别不喜欢惹事，抗压能力较低，但是耐饥饿能力较强、耐寒能力较弱。比较合群，应该选择一种压力较低的团体性工作，注意饮食，经常运动。

3）先锋型特质的人

这种人为人高调，做事能力、抗压力强，做事追求极致，不太关注别人想法，喜欢我行我素,是完美主义者,往往是团队中的佼佼者。在饮食上,只要不是暴饮暴食,不容易吃胖。

4)细腻型特质的人

这种人为人低调,学习能力强,比较聪明,做事能力强,能够持之以恒地做一件事。但是抗压能力差,比较合群,适合在团队中生活。在饮食上,只要不是暴饮暴食,不容易吃胖。

2、会营养自己

吃什么(营养):什么都吃、什么也别多吃。

空气、水和营养是维护生命的三大物质。空气和水虽然很重要,但是几乎没有选择的机会,而营养需要我们选择。所以,营养是非常重要的养生物质。任何营养素缺乏,都会影响身体的健康;任何营养素吃多了,一样会伤害我们的身体。

站在生物学角度,基因就不允许任何一个生物体多吃多占,以免浪费同类的资源。营养过剩的人容易罹患三高,可以理解为生命体在启动自毁程序。

那到底吃什么、吃多少为好呢?因为,我们是杂食性的动物,所以不能偏食。如果我们不是专业的营养师,我建议是:什么都吃,什么也别多吃。

如果排便太少、太黏,那可能是不溶性膳食纤维吃少了,如果便秘很可能是可溶性膳食纤维补充不足。

糖、脂肪、蛋白是人体最重要的三大营养素,因为三大营养素太重要了,所以机体对于这三大营养素比较"贪婪"。只要被我们摄入,机体的代谢系统就会尽量吸收、存储、代谢,尤其要防止暴饮暴食太好消化的甜饮料、精米精面、鸡鸭鱼肉海鲜等,有人戏称这些暴饮暴食这类食物为能量炸弹。

如果我们长期大量的摄入这些高热量食物,就会导致代谢系统疲劳、崩溃。

如果遗传条件不好，就会患代谢性疾病。

比如糖尿病、高血脂、高尿酸血症就是三大代谢系统疲劳所导致。

那如何控制营养素的摄入量呢？根据自己的体重决定三大营养素的食量。如果我们瘦了，不一定是吃少了；如果我们胖了，那肯定是吃多了。

如果长期营养不良，尤其是蛋白质缺乏，机体的免疫功能就会下降，比如贫困时期肺结核的发病率特别高。蛋白质营养不良还会影响儿童的身高及长相。

现在还有人由于各种目的进行人为的辟谷，辟谷到底好不好呢？

在长期的饥饿状态下，我们的机体会进行资源再分配，就像一个国家进入了战时状态一样。首先我们的生育系统会萎缩，尤其是女性，导致生育功能和意愿下降。继续进行下去就是消化系统萎缩、功能下降。目的是保障肌肉的营养和提升战斗激素水平，以便提高猎取食物的能力。如果是短期的节食，这一切具有积极的意义，如果是刻意的长期辟谷就会非常危险。

所以，许多辟谷的人会发生口臭（胃肠蠕动减弱导致），口腔溃疡（消化系统黏膜萎缩），女性闭经（生育系统退化）甚至难以恢复。

3、会使用自己

（1）用进废退、过用劳损

身体任何部位或功能，坚持锻炼就会得到加强，长期废用就会发生退行性改变，过度使用就会发生劳损。

比如我们的大脑，越用越聪明，过分思虑又会伤害大脑。

比如我们不运动，肌肉就会萎缩，越锻炼肌肉越发达，但运动强度过大就会导致肌肉劳损。

比如现代人近视主要原因有两个：一是用眼过度导致视疲劳；二是因为

天天视近处。住在草原的孩子普遍不易近视,原因是视野广阔,经常需要观察远处。因为我们的眼睛"很聪明",我们天天看近处,眼睛就会向近视调节并固化。当我们的眼睛固化到近视状态,远视能力就会失去。所以,解决近视的最好办法就是少看近、多看远。

比如我们生活的环境过于清洁,免疫系统的功能就会下降。食物稍微有点不干净,就很容易拉肚子,因为我们的免疫系统是在和病菌的斗争中成长起来的。而生活环境不太清洁的人,胃肠道功能就非常强大;当然如果病菌过于强大,免疫系统也会崩溃。

所以,我们的生活状态不要过度清洁,尤其是不要过分消毒。因为完全无菌的环境,会弱化我们的免疫系统,除非家里有明确的传染源或有体质很弱的患者。

日常生活,我们只要注意饭、便前后洗手,洗手也没必要用消毒剂,肥皂清水就可以。有条件最好天天洗澡,大汗腺多的部位尽量用清洁剂,其他部位没必要天天用清洁剂。内衣裤和袜子是最易滋生病菌的,应该天天换洗,有条件的先消毒再清洗。

比如厌食的孩子普遍是因为没有挨过饿,尤其是老年人带的孩子,既容易感冒又容易厌食,因为老一辈对饥饿有着痛苦的记忆,生怕孩子挨饿。另外,老年人代谢率低、普遍怕冷,往往会根据自己的感觉给孩子加衣物,孩子捂一身汗,一脱衣服就容易受凉感冒。

比如受凉了容易感冒,如果我们经常进行寒凉刺激,如游泳或冷水浴,可以提高机体的耐寒能力,从而减少感冒。

所以,一方面我们应该经常进行耐寒锻炼。另一方面在寒冷、干燥季节我们要保持呼吸道温度和湿度,预防呼吸道疾患。

上呼吸道的黏液中有很多免疫细胞和免疫物质,受凉会导致毛细血管及毛细淋巴管收缩,影响免疫物质及免疫细胞溢出。如果空气干燥还会导致呼吸道黏液干涸，使呼吸道的黏附病菌的黏附性下降、免疫细胞死亡，降低呼吸道免疫功能。

预防感冒等呼吸道疾病的原理就是保持呼吸道的温度、湿度。

因此，戴口罩就是最简单有效的保持呼吸道温度、湿度的方法。同时，口罩还可以阻隔病菌，有效防止病菌感染。

在感冒的早期，围围巾、戴口罩、多穿衣物保暖、热浴、多喝热水、卧床休息都是非常有效的治疗方法。

比如常有人说爬山伤膝关节。是的，只要使用膝关节就会有磨损。但人体组织具有强大的自我修复能力，如果磨损速率低于修复速率，就不会伤关节。如果长期不运动，关节也会发生退行性改变。所以，适度的刺激有利于组织的再生，保持适度的运动有利于关节健康。但最好不要天天爬山，一定要休息几天，膝关节不酸痛了，才能进行下一次爬山。但尽量不要做极限运动，那一定会损伤关节的。

（2）性别与养生

1）男性养生

养生要务：健。男性的第一使命是生存，"健"壮和心理 "健"康是实现男性使命的基础。男人负责：狩猎、战斗、保护家庭和部族安全、重体力工作。所以，基因赋予男性：强壮、勇敢、大气。

比如：有一位70多岁的健身达人，鹤发飘飘，一身肌肉，就给人非常舒服的感觉。

当男人不具备这些功能与意愿时，就会给人不舒服的感觉，这种不舒服感是基因的暗示。

比如：过于瘦弱或肥胖，就不便于狩猎；过于胆小或暴躁、消极自私不担当、智商或情商低下不利于团队配合。这种状况下，男人很容易被团体疏远，基因也会启动自毁程序。

尤其是男人不能过于肥胖,不但会影响运动能力,还会因为腿过于粗胖,导致裆部散热不良,睾丸温度过高,影响生育。

所以,男人养生就是要保持强健的体魄、积极向上、永不言输的心态。当基因"觉得"你活着对族群扩大有意义的时候,基因就会让你活着;当然,男人的另一个使命是牺牲,当情况危急的时候,基因就会驱动男人为了保护群体的利益做出牺牲,这时候所有胆怯的男人都会被别人看不起。

2)女性养生

养生要务:魅。女性的第一使命是生育。"魅"力是女性参与生育竞争的重要基础。身体素质好、性格温柔、比较细心、有耐心和爱心、感性、爱美、爱养生、喜欢化妆打扮的女性更有易于处理家庭关系、照顾后代,也更有魅力,在与女性的生育竞争中更易获得优势地位。

女性的使命是繁衍和照顾后代,而不是战斗,所以女性抗压能力普遍低于男性。基因赋予女性较多的雌激素,较少的雄激素,雌激素决定了女性的性格。

女性的美和年龄与体内雌激素含量有关,其实,不管男女,雌激素高了都好看,比如人妖就是使用高浓度的雌激素而变得漂亮的。因此某种程度上,越漂亮的女性抗压力越差。当女性生存压力过大的时候,内分泌系统就会调整。增加释放"战斗"激素:泌乳素、雄激素、甲状腺激素,并减少导致人"娇柔"的雌激素。

长期压力易导致内分泌紊乱:甲亢、甲减,泌乳素、雄激素高;妇科疾患乳腺增生、不孕不育、乳腺癌、卵巢囊肿、卵巢癌等。

当女性内分泌水平改变后,女性就会变得适应压力生活,"自认为"生活并没有压力,其实,这时候女性的内分泌已经紊乱了。

女性压力大体内的内分泌调整,其生物学意义是为了提高自身的战斗性,而这种变化，一定会被自身直觉出来，即去雌性化表象。

当一个女性生活、精神压力很大的时候，再进行生育会更加降低生存能力。但是女性心理上不想生育，在文明前的蛮荒年代是由不得身材弱小的女人自己意愿的，这一点几十亿岁的基因非常明白。

所以，当女性心理改变的时候，内分泌就会相应的改变，内分泌改变了，女性的身形容貌也会适应性的改变。变成什么样呢？"变丑"！变得像男人或像孕妇。既拟态"拟孕态"或"拟雄态"。目的是让男人"不喜欢"，当然，这时候的女人也会对男人"无感"。更年期以后的女性，因为身体素质不适合再生育了，就会进行拟态，以便维护自己的健康，减少男性的"骚扰"。

拟孕态：孕妇往往会变得丑，脸上长黄褐斑、皮肤粗糙、体毛浓密、腰肥体胖、性格刚强。基因的目的很明确，就是让男性对自己不感兴趣，以免导致流产。当然男性的基因也很"清楚"，不要对腰粗的女人"动心"。以免白费劲，生了别人的孩子。

当然女性的基因也更知道男人的"德行"，当女人压力大到身体都"明白"你想独立奋斗的时候，机体就会模拟孕妇，脸上长斑，膀大腰圆，性格豪爽，体毛浓密。这也是女性特有的生物学现象"压力肥"。

有意思的是，当女性内心放弃了生育竞争，看破红尘，不再对异性感兴趣以后，也很容易变胖，比如真正修行到位的尼姑就会变得像孕妇。所以，我常说：当女性看男性都是浮云的时候，男性看你也是浮云。所谓僧肥道瘦，肥肥胖胖的男性对异性的兴趣就没有精瘦的男性强烈。

拟雄态：不是所有的女人压力大了都会拟孕态，很多人会拟雄态：骨瘦如柴或肌肉发达、脸上长斑、皮肤粗糙、声音低沉、肤色变暗、脾气不好易怒、胃肠不好口臭等。因为基因知道绝大多数男人不会对男人"感兴趣"，这不符合生物学原则。往往是易瘦体质的人容易拟雄态，易胖体质的人容易拟孕态。目的还是为了"超近"，更快达成拟态的最终目的：让男人讨厌。

不孕态:为了能够避免生育,提高自身生存能力。单纯地让男人"讨厌"并不太保险,聪明的基因还为女性设计了主动避孕功能。

比如女生生气很容易改变月经周期,其实是改变排卵期,进而影响受孕。

输卵管阻塞:西医微观看到输卵管阻塞,中医宏观肝郁气滞。从生物学角度讲,输卵管阻塞是女性感觉到压力大,身体素质差时的一种应激功能,否则你很难解释很多久治不愈的女性,在改变了生活环境或离婚再婚后又怀孕成功。

卵巢囊肿:压力大引起的压力肥,最后很容易发展成卵巢囊肿,严重的时候就会影响排卵、导致不孕不育,改变心态和生活状态后,很多人卵巢囊肿会逐渐恢复。

女性养生的核心就是"会"做女人。尽量不要长期生活在压力大的状态下;女人要做女人的事,爱美(参与生育竞争)、逛街(远古女性主要从事植物性食物的采集工作)、聊天(女性更关注情感交流);适度健身(不要练成肌肉女);不偏食;保持良好身材:细腰、肥瘦适宜、身体素质良好;找一个爱你的男人很重要,爱情是女人的必需品,女人不管多么富有都替代不了情感需求,尤其是美女,因为美丽的目的就是为了让男人关注和追求。

（3）年龄与养生

1）幼儿期

可爱期。安全需求第一,这个时期孩子对安全需求的满足度,对孩子后来的心灵影响非常大,尤其是女孩。

这一期的结构性营养素(蛋白质和钙)非常重要,奶里面主要含有蛋白质和钙,是孩子最好的营养物质,决定了孩子的长相及身材的高矮。因为营养好,基因可以充分得到表达,孩子的五官脸型比较合乎比例,直觉上比较"富贵"。

比如大头娃娃事件就是孩子吃了没有蛋白质的假奶粉，营养不良年代的人长相普遍不如现代的孩子们漂亮。

2）少年期

求知期。探知欲最强的时期，这时期的孩子有强烈的求知欲，是学习知识、提高身体素质、社会角色定位、树立人生观、性别定向的重要时期。

这时候应该多带孩子接触社会、大自然，学习各种自然知识。

营养上继续高蛋白高钙的均衡饮食。因为这个时期也是孩子长个的黄金期，尤其是女孩子。因为这个时期主要长腿，是大长腿的养成期。因为青春期以前，男孩女孩都以长腿为主。到了青春期，男孩子腰腿一起长，女孩子只长腰不长腿了。而且，女孩的青春期还会比男孩提前两年到来。

这是男女生物学使命差异使然，因为青春期以后女性身体必须有足够大的空间为孕育后代做准备了。所以，你会发现女人身高不同，裤子长短不一，但是衣服基本一样长。

同时，女孩腿部尽量不要长期暴露在过低的温度下，尤其在过凉的水里游泳，这种状态下非常容易促进腿部皮下脂肪细胞增殖，一旦停止运动变成大粗腿。

3）逆反期

独立期。女孩大概在 14 岁左右、男孩大约在 16 岁左右进入逆反期，这时候孩子有强烈的冒险、自立、离家远行的欲望，特别关注异性。

意义：进入生育期，驱动男生离家出走扩散基因，避免与家族基因争夺有限资源，避免近亲繁衍；驱使女生克服心理障碍，产生生育意愿。

尤其是男孩子在逆反期都会变得非常让家长"讨厌"，这个时期也是家长最痛苦的时期。一个乖乖的孩子怎么变得如此不听话。其实这是孩子的一种本能反应，而不是主观故意，所以，"说教"的作用不大。

这个时期也是初恋高发期，是建立婚育对象"模板"、学习与异性交往的重要时期。这个时期应尽量避免孩子早恋。因为这时候的恋爱大多不会成功，而这时候的失恋，易导致女生终身独身、男生变得很"花心"，因为他们都在等待或寻找那个模板。

这时候的孩子肝火旺，容易起青春痘。基因安排这个时候"毁容"的目的也是为了惹人"讨厌"，在离家出走以后家长没那么"心疼"。这种长相也不易引起异性"喜欢"，可以避免过早进入恋爱期。

这时期孩子"火大"，宜清淡饮食，多吃绿叶菜、水果，少吃牛羊肉。因为肉类食物中应激激素高，容易让人上火；而植物性食物黄酮类等物质水平比较高，具有消炎败火作用。

4）婚育期

成熟期。男婚女嫁，生儿育女，身体素质最佳时期，有强烈的工作和探索欲望，是最容易在事业上创造奇迹的时期。

有意思的是，我们的婚姻并不完全按照世俗的"条件"匹配。在世俗控制力较弱的民族和地区，人们的婚姻往往会跟着"感觉"走，经常会出现"鲜花插在牛粪上"的婚姻。

其实，婚姻的目的是基因传承。有性生殖物种还存在和什么人才能繁衍一个健康的宝宝的问题，即基因的修正。这是基因必须考虑的问题，经历了几十亿年的基因深谙此道，遇到对的人就会让你非常有感觉，如果世俗的门当户对正好也吻合，那就很容易成就一段完美婚姻，生一个健康的宝宝。

婚育期往往生活条件会越来越好，人到中年非常容易发胖，所以，防止营养堆积和坚持运动很重要。

5）更年期

更年期主要发生在女性，因为女性在基因传承中承担了主要任务，到50岁左右的时候，身体素质已经不适合生育了，机体就会从生育态转变为生存态，提高自己的生存能力。但是，女性身体素质不适合生育，还必须让男性感知到，否则会引来很多不必要的麻烦。

此时，基因会启动生育退出程序，包括形态、心态的转变。以便降低男性对自己的性趣，让有生育能力的男性不要浪费时间。

比如：身形会变得像孕妇或男性；脾气暴躁，基因的"目的"是让配偶失去对自己的性趣；内在的雌激素水平会降低，"目的"是降低自己的女性特质，心态上变得更加男性，性格上也更加独立，以便提升个人的生存能力。

这个时期，尤其是女性，机体的钙质会大量流失，保持优质蛋白和钙质的补充非常重要。

6）老年期

机体老化，机能减退。形象变丑、记忆力下降、逐渐糊涂。基因这样设计的目的是减少个体对死亡的恐惧，避免亲人们对逝者离去的痛苦。有意思的是，农村自然散养的猫狗，一般都不会死在家里，大象也有同样的表现。生命体的这种表现，目的还是为了保护家人，避免引来食腐动物、引起疫病。人类在远古的时候估计也会有这种表现，老年痴呆的人很容易离家出走找不到回家的路。

老年女性的年龄比男人多活五到八年。基因不会平白无故地让女人多活那么长的时间，原因应该是老年女性还有传授生育经验，帮助照顾孩子的使命。

而男性老化后，运动能力下降，在远古的时候，预示着狩猎及生存能力下降，基因自然不会让"不能干"的人浪费资源。所以，不管多大岁数，适度加强力量型锻炼是很有必要的。保持体形，不要过胖过瘦，维持运动能力，适度维持肌肉量，给基因一个我们还"很能干"的暗示，让基因觉得我们还有活着的"价值"非常有必要。

这个时期的胃肠消化功能下降，在控制总热量的基础上，保持优质蛋白及易消化的食物非常重要。

4、会控制自己心态

世界卫生组织将人的社会适应能力与道德作为健康的标准之一，确实，一个很难适应社会生活的人很难保持健康。

人类强大的大脑，给了我们无与伦比的思考能力，帮助我们辨明是非、辨别风险。但是这种思考能力如果用得不好，也会让我们徒生烦恼。

生存、情感、健康、认知状态都会影响我们的情绪，情绪的改变又会影响我们的思想、内分泌、消化系统等。

比如我们精神压力大的时候，机体就会适应性的应激，有些人应激能力差，一下适应不了就会产生焦虑、抑郁甚至自杀，大部分人会逐渐适应新的生存状态，这种适应其实是精神及内在激素水平的适应。还有些人在适应了新的环境后，突然又回到原来的环境下，反而会适应不了，形成应激撤断综合征，就像某些从战场上回来的人难以适应和平环境一样。

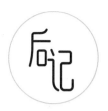

其实我是怀着忐忑的心情写这本书的，因为我没有特别值得炫耀的履历。

祖籍山东的我，1960年出生在福建，成长在一个基层部队军营里。因为父亲是一名军医，耳濡目染下，我从小就对医学感兴趣，尤其喜欢翻看父亲的医学书籍。偶尔帮同学老师解决个小病小恙的，都会兴奋异常。

1970年我随父移居山西。

1977年我在山西某部机枪连参军，同年参加师卫生员教导队九个月的集训，分配到团卫生队当卫生员。70年代的团卫生队基本上把卫生员当医生用，打针、输液、针灸、清创、小手术、门诊值班、开药、出急诊、下集训队保障、上山采药什么都干过。好在这三年利用业余时间，我自学完高中课程。

1980年我考入石家庄北京军区军医学院检验班，三年正规教育学到了扎实的医学理论知识。

1983年我毕业分配到北京某军队大医院，就职过检验科、营养科实验室、动物实验室技术员。在营养科实验室工作期间，我开发了一个《电脑营养师》软件，获得了军内科技发明小奖，并在全国推广。在动物实验室的几年里，我结识了很多医学科学家，从他们那里学到了先进的科研设计及医学统计方法。也参加过免疫学研究生考试，不过因为英语太烂，没有考上。又因为看书太猛，患上了严重视疲劳，放弃了在学业上的发展。

1991年我转业到北京某商贸国企，次年公司倒闭，把档案扔到人才中心，从此脱离体制。

商海沉浮、天南海北、有亏有赚。

1998年我预测到健康产业将兴起，成立了中国第一家健康咨询中心，还引起了中央电视台二台百姓生活栏目组的注意，跟拍、访谈，每天15分钟，播了三天。

踌躇满志的我，自认为在营养学界小有建树，信心满满的开始了养生实践。

在实践中，遇到了很多尴尬的事。

首先是法律风险：你说养生能治病，那就要冒着违法违规的风险。你要说不能治病，那就没人找你"养生"。那什么是养生，什么是疾病呢？

而且养生方法五花八门，甚至相互矛盾；养生专家风起云涌，你方唱罢我方来。

什么才是"正确"的养生？这个问题非常重要，是尊不尊重生命的问题。自认为在某大医院营养科工作过，应该写一本《什么是养生？》的书籍，试图给健康、亚健康、疾病、养生等问题下个定义。用了几年时间写了几十万字后，才突然发现我的资格有问题。论学历我只是大专学历，论职称离开体制前只是中级职称。我有什么资格给养生下定义呢？推翻了重写，书名改为《思考养生》。越思考却越糊涂，面对同样一个问题，中西医的看法往往不同。谁对谁错呢？又过了几年，书名变成了《纠结养生》。纠结什么呢？纠结我到底该站在中医的角度还是西医的角度评价养生？

按现代医疗资质管理体系来看，我既不是中医也不是西医。也就是说我既不能评价中医也不能评价西医。

十几年的思考就这么白费了吗？心有不甘的我决定从哲学角度来研究中西医差异的原因，起码哲学研究没有资质的法律门槛。结果明白了中西医的差异源于视角差异，进而发现了中西医几乎没有交集的原因是因为有一个哲学遗漏——形而本。

在这本书即将出版之际我首先要感谢一本书：中国中医药报社毛嘉陵主编的《哲眼看中医》。这本书对我影响比较大。

其次要感谢华商书院《贵族丽人》班的各级领导同事们和历届学员们，给了我一个《养生智慧》宣讲与实践的平台，让《中观思维》有机会逐渐自圆其说。

特别感谢中科院杨炳忻教授在科学思维模式方面对我的指导，中医侯倩主任医师在中医理论方面的指导，中国老教授协会健康美容研修中心任韵龄主任对这本书的内容与出版的大力支持，中医古籍出版社杜杰慧副社长给了我一个百家争鸣的机会，以及王继飞先生十几年来不断地督促与鼓励。

2022 年 3 月 20 日于北京香山